데일리,
다솔맘 홈트

FIKA

CONTENTS

프롤로그 4

PART 1. 다솔맘의 운동과 식단

건강한 습관 10가지 • 8
몸만들기 상식 • 9
운동이란 • 10
다이어트 식단이란 • 12
  1. 체중감량 목적 시 음식섭취 방법
  2. 다이어트를 위한 식품선택
  3. 근육 증가를 목적으로 한 음식 섭취 방법
다솔맘의 식단 • 19

PART 2. 다솔맘 홈트

홈트레이닝 준비 • 30
다솔맘의 다이어트 팁 • 31
다솔맘 홈트 루틴 • 33
위밍업 • 34
  1. 초기 스트레칭
  2. WARMING UP EXERCISE
  3. 중기 스트레칭
  4. WARMING UP EXERCISE
본 운동(부위별) • 53
  1. 힙 운동
  2. 하체(힙) 운동

3. 가슴 운동

4. 등 운동

5. 팔 운동

6. 어깨 운동

7. 복부 코어 운동

8. 정리 운동(쿨다운 스트레칭)

소도구 운동 (한도구로 부위별 전신 운동) • 105

PART 3. 일상에서도 피트니스 24시

눈뜨자마자 침대 스트레칭 • 140

식사 준비하면서 • 146

청소할 때 • 148

즐거운 칼로리 태우기, 워킹과 산책 사이 • 151

SPECIAL PART

다솔맘의 333 복근 운동 • 155

다솔맘의 타바타 • 161

커플 운동 • 169

고도비만 스트레칭 • 173

자주 물어보는 질문 • 177

수준별 5 Days Plan • 182

다솔맘의 치팅 • 194

에필로그 195

● **프롤로그**

아내, 엄마, 여자
앞으로 평생 바뀌지 않을 내 자리…

아내이자 엄마, 지극히 평범한 여자이지만 지금의 제가 있는 건 꾸준하게 노력하는 '운동하는 엄마'라는 타이틀 때문인 것 같습니다.

건강한 일상을 만들기 위해 노력한 시간으로 지금의 몸이 만들어졌습니다. 임신과 산후조리하는 동안 '임신소양증'과 '고도 산후풍'으로 제 몸은 심각한 상태였습니다. 과체중과 근육량 부족으로 뼈가 시린 증상이 심했고, 더불어 극심한 우울증까지… 혼자서는 활동을 할 수 없었던 시간, 누군가의 손이 필요하고 의존할 수밖에 없는 현실에 무너졌습니다. 잠깐이라도 바깥 공기 좀 쐬고 싶었지만 골반의 전체가 무너지는 통증으로 허리와 목 디스크로 한 걸음 한 걸음이 힘들었던 시간을 이겨내야 했습니다. 울다가도 내 품에 안기면 울음이 그치는 내 아이! 내가 지켜 줘야 하는 생명을 위해서라도 '건강을 되찾아야겠다'고 결심을 하게 되었습니다.

아이를 키우다 보면 시간은 턱없이 부족하고, 운동계획 자체가 사치라 생각되지만 그렇기 때문에 짧은 시간에 최대의 효과를 볼 수 있게, 효율적인 맨몸 운동 프로그램을 만들었습니다. (여러분도 레슨을 받지 않고 충분히 몸짱이 될 수 있습니다. 내 몸을 가장 잘 아는 사람은 바로 나 자신이니까요.) 하루하루 끼니를 챙기듯, 운동이 일상의 한 부분이 되어 즐겼으면 좋겠습니다. 즐겁게 매일의 일상을 보내면, 어느 순간 몸은 만들어져 있을 것입니다.

벼락치기로 시험공부를 했던 학창 시절, 시험이 끝남과 함께 새하얗게 사라지는 기억들처럼 조급해하지 말고, 운동을 시작하는 시간은 자신의 몸에 집중하세요. 내 호흡 소리가 어떤지 들어보고, 뼈와 근육이 어떻게 움직이는지 느껴 보세요. 소중한 순간이 차곡차곡 쌓이면, 너무 예쁜 몸은 분명 자리 잡고 있을 겁니다.

언제나 자신감 있고 매력적인 모습으로 거울 앞에 서게 될 순간을 그리면서 여러분을 응원합니다.

2019년 여름, 다솔맘 최보영

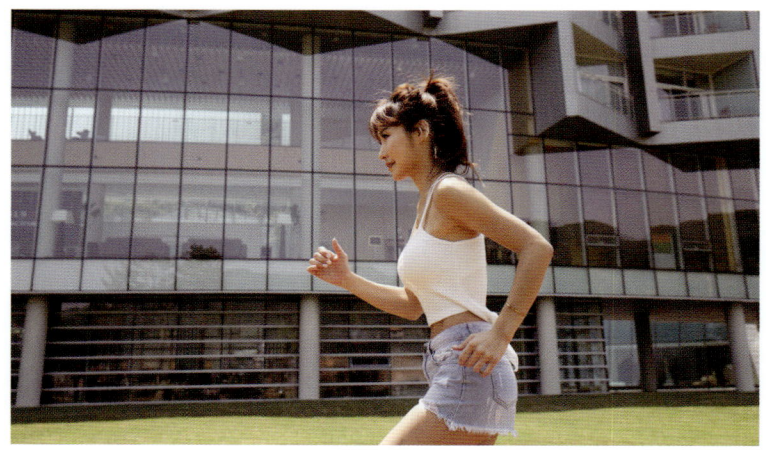

PART
1

다솔맘의
운동과 식단

건강한 습관 10가지

요가강사의 직업을 갖고 현장에서 한 분 한 분 티칭할 때마다 개인차가 확연히 존재하며, 운동 방법도 조금씩 다르다는 것을 경험했고, 원하는 스타일의 바디가 각자가 다르며, 무엇보다 중요한 건 '습관'이란 것을 깨달았습니다.

습관! 습관이 제2의 천성이라는 말이 있습니다.
건강하고 상쾌한 매일을 위해 작은 것부터 실천해 보세요.
결혼 전보다 건강도 몸매도 좋아진 저의 작은 습관들을 소개합니다.

1. 아침에 눈 뜨면 감사한 마음가짐으로 기지개 활짝 켜기
2. 미지근한 물 한 컵 마시기
3. 아침을 간단히 먹더라도 영양 챙기기
4. 점심시간 도시락 혹은 앞 접시 사용하기
5. 하루에 물 2리터 마시기(물병은 나의 친구)
6. 허기지지 않도록 적당량의 견과류 간식 챙기기
7. 스트레칭하기(생각날 때마다)
8. 하루 한 시간 내 몸의 시간(운동 시간)을 갖기
9. 저녁 식사는 야채를 듬뿍 가볍게 하기(다채로운 색깔의 종류로)
10. 유산균 챙겨 먹기

오늘부터 하나씩 체크하며 매일매일 예뻐지는 내 몸과 마음의 모습을 즐겨보세요!

몸만들기 상식

다이어트, 몸만들기 기본이 되는 3요소는,

1. 운동(운동 목적에 맞는 움직임)
2. 영양(먹는 것)
3. 휴식(특히 잠)

'우리 몸=건물'로, '운동=공사'라고 가정한다면, 공사를 시작하면 일단 '터 닦기'를 위해 뚝딱뚝딱 부수고 다듬어 놓습니다.
우리 몸으로 말하면 앉았다가 서고, 돌렸다가 감고, 밀었다가 땡기고, 올라갔다가 내려가고, 접었다가 펴고, 뛰었다가 멈추는 등이 '운동하는 과정'입니다.
다음은 건축 재료들로 차곡차곡 '쌓아 올리기'입니다.
식이를 통해 우리 몸의 근육이 생성되는 과정입니다.
건축물이 완성되었다고 바로 거주하지는 못하는 것처럼, 시멘트나 페인트가 잘 마르고, 견고해질 때까지 기다려야 하는 시간이 반드시 필요합니다.
'휴식 시간'입니다.
근육이 생성되는 과정의 원리는 운동을 통해 근육세포가 파괴되고, 파괴된 근육세포들이 재합성되는데, 이때 양질의 영양을 통해서 기존의 근육 상태보다 더욱 강한 상태로 재합성됩니다.

운동이란

수많은 정의가 있지만, 움직임으로 건강이나 삶의 질을 향상시키기 위하여 신체를 단련하는 일입니다. 이러한 운동 플랜을 짜는 방법은 목적에 맞는 운동 양식을 선택하고, 상황에 맞는 운동 빈도(Freguency)를 결정하고, 수준에 맞는 운동 강도(Intensity)를 정하여, 운동 지속시간(Time)을 결정해야 합니다. (FIT의 원칙)

운동 순서는 준비운동 ➡ 본 운동 ➡ 정리 운동 순으로 큰 프레임을 설정합니다.

나의 의지로 움직임을 이뤄내는 것, 이것이 곧 운동입니다.
시간과 공간에 구애받지 않아도 가능한 것임과 동시에 누구도 대신해줄 수 없는 우리의 '평생 숙제'라고 생각됩니다. 기대와 희망을 가지고 임할 수 있는 나만의 아름다운 과제입니다.

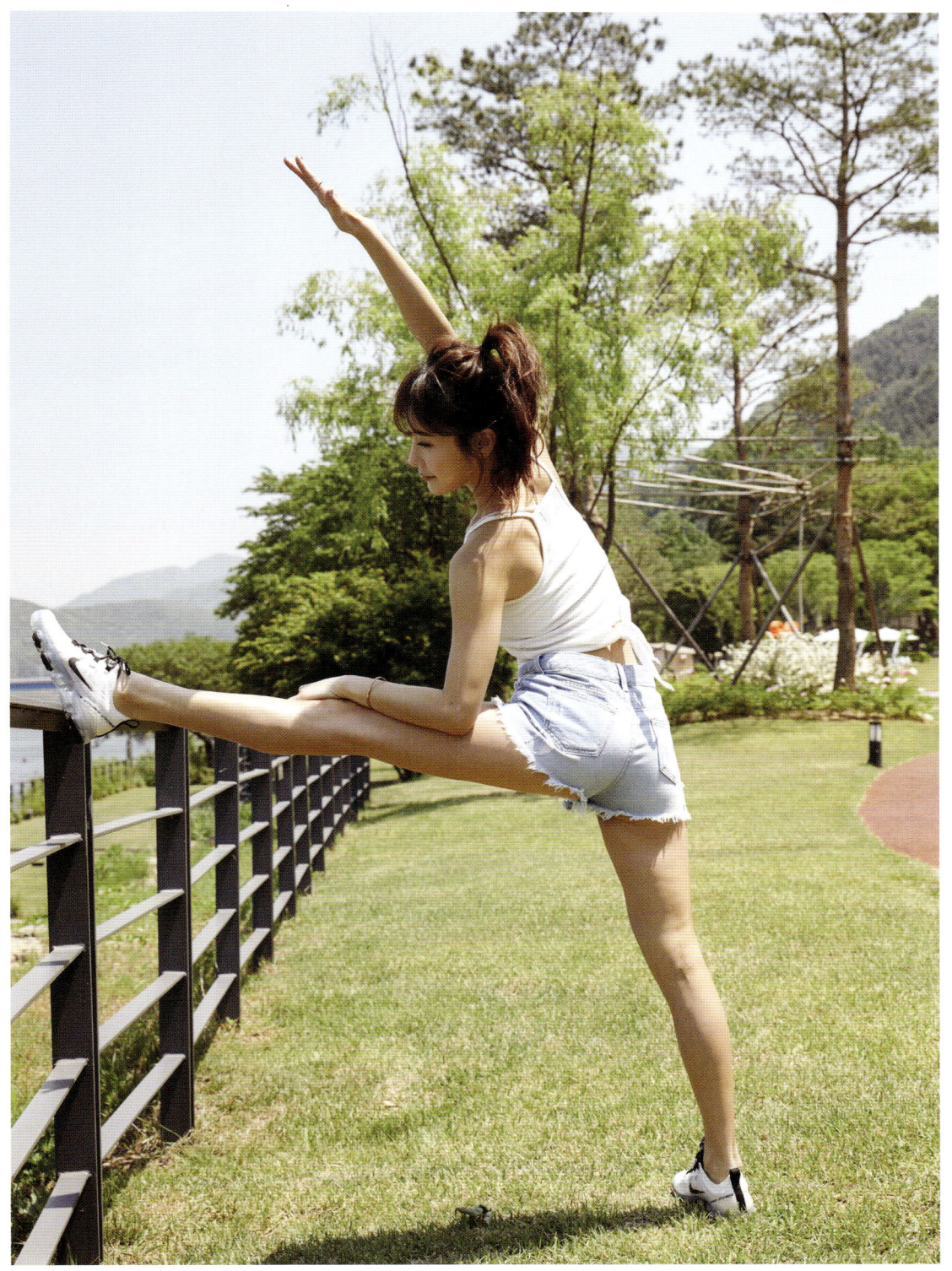

다이어트 식단이란

식이요법은 일정 패턴 가능한 선수가 아닌 이상 극단적일 필요는 없습니다. 원초적인 본능이 억압되면 우리 몸은 그동안 억압된 것을 보상하려고 준비를 하게 되는데, 심리적으로도 갈증을 해소하듯 식탐을 불러일으켜 결국엔 '요요현상'이 올 수 있습니다. 일상의 육아, 업무 특성 등에 따라 융통성이 있게 하여 잉여 칼로리가 생기지 않도록 계산하고, 짜임새 있는 영양과 맛이 함께 어우러진 건강 식단으로 먹는 것이 바람직합니다.

"도대체 얼마나 먹어야 하는 걸까요?"

학창 시절 과학 시간을 떠올려보면, 열량은 칼로리(cal:1cal=4.18605J)라는 단위를 사용하고, 1cal의 물 1g의 온도를 1℃만큼 올리는 데 필요한 열의 양으로서, 열의 많고 적음을 나타내는 척도라고 배웠습니다. 우리가 생명을 유지하고, 음식을 소화시키고, 운동하는 등의 작용은 외부로부터 들어온 영양이 인체를 구성하는 물질이 가진 화학에너지를 열·운동에너지로 변화시켜서 이것을 이용할 수 있게 됩니다.

"'적절한 열량'을 몸에 공급해줘야 하는데, 얼마나 먹는 것이 적절한 열량일까?"

우리 몸에서 소비되는 열량은 기초대사량 + 활동대사량 +소화대사량(음식을 소화 흡수해서 사용하는 데 필요한 열량)을 더한 것입니다. 기초대사량은 총열량소모의 60~70%, 활동대사량은 총 열량소모의 20~30%, 소화대사량은 전체 에너지 소비의 10% 정도를 차지합니다. 얼마나 먹어야 하는지 알려면 우리 몸에서 얼마만큼의 열량을 사용하는지를 먼저 알면 쉽게 이해가 됩니다.

1 기초대사량

기초대사량은 신체를 유지하기 위해 필요한 최소한의 에너지 양으로, 움직이지 않고 가만히 있을 때 체온 유지, 혈액순환, 호흡을 위해 사용되는 에너지입니다. 성별, 연령, 체중 등 다양한 요인에 의해 개인별로 모두 다르며, 각기 다른 기초대사에 따라 같은 양을 먹어도 살이 찌는 사람, 살이 찌지 않는 사람이 있을 수 있습니다.

살을 빼려면 기초대사량을 늘려야 하는데, 다이어트에서 중요한 이유는 소비되는 대사량 중에 가장 큰 비중(총열량 소모의 60~70%)을 차지하고 있기 때문입니다.

쉽게 말하면 만약 모든 조건이 같은 두 사람이 같은 양의 같은 음식을 먹었을 때, 기초대사량이 더욱 높은 사람은 에너지 소비가 상대적으로 크기 때문에 지방으로 몸에 저장되는 정도가 비교적 낮고, 그러한 점이 체중을 감량할 때 유리하기 때문입니다.

2 활동대사량

활동에 필요한 열량은 우리가 걷고 뛰고 말하고 생각하는 등 다양한 활동을 할 때 필요한 열량입니다. 장을 보거나, 출퇴근길을 오가고, 요리하거나 청소하는 등 일상에서 소모하는 에너지 '비운동 활동대사'와 우리가 기다리던 운동을 통해 소모하는 에너지 '운동대사'로 나뉘는데, 우리가 어떤 활동을 하는지에 따라 크게 달라집니다. 개인적으로 강력하게 추천해드리고 싶은 부분이 바로 활동대사량을 늘리는 것입니다.

체중감량을 위해 운동과 식이요법을 병행하다 보면, 생리학적 메커니즘으로 기초대사량은 자연스럽게 떨어지게 되는데, (기초대사량을 늘리고 체지방을 빼는 것이 모두의 목표이지만, 사실상으로는 어려운 부분입니다. 유산소운동이라는 유산소성 대사 과정에 의해서 기초대사량도 줄어들게 됩니다).

따라서 기초대사량에 너무 연연하지 말고, 출퇴근길 대중교통 이용하기, 대중교통 이용 시 서서 가기, 몇 정거장 걷기, 계단 이용하기 등으로 일상생활에서 에너지 소비를 차곡차곡 늘려가다 보면, 나도 모르게 조금씩 체중이 줄게 되어 있고, 지속적으로 유지될 수 있습니다. 천천히 하는 다이어트가 가장 좋습니다!

3 소화대사량

소화 흡수해서 사용하기 위한 열량은 음식마다 다른데, 예를 들면 입에서 사르르 녹는 단당류 설탕보다 꼭꼭 씹어야 하는 다당류 현미가 소화 흡수할 때 더 많은 열량이 필요하답니다. 다당류는 소화 흡수를 위한 에너지가 필요하며, 혈당의 상승도 서서히 일어나게 하기 때문에 단당류보다는 다당류를 섭취하는 것이 다이어트에 유리합니다. 이렇듯 사람마다 필요로 하는 열량이 각각 달라서 자신에게 적절한 열량을 정하는 것은 매우 어려운 일입니다. 한국영양학회에서 나이에 따라 어느 정도의 열량을 섭취하는 것이 좋은지 기준이 될 수 있는 '한국인 1일 영양 섭취 기준'을 만들었습니다. 이 기준을 바탕으로 운동량이 많거나 체중을 늘려야 하면 조금 더 많은 열량을 섭취하고,

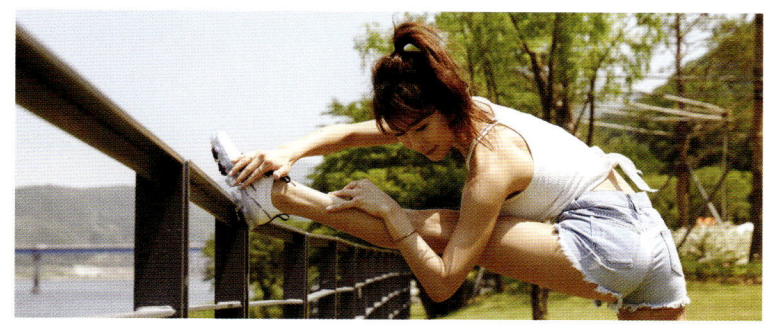

평소에 운동량이 적거나 체중을 줄여야 할 때는 열량을 덜 섭취하면 됩니다.

4 섭취된 음식과 소비되는 열량의 관계

우리의 몸은 에너지를 내기 위해서 포도당을 에너지원(탄수화물 1g당 4kcal)으로 사용합니다. 순서는 탄수화물류가 가장 먼저 소비되고, 일정 필요한 양을 쓰고 남은 것은 지방으로 전환하여 저장하게 됩니다. 그런데 평소보다 적게 칼로리를 섭취하게 되면 저장해둔 에너지원을 분해하여 에너지를 만들게 되는데, 칼로리가 높은 음식을 많이 섭취하고, 그만큼 열량을 소모하지 않으면 지방으로 전환하여 에너지를 저장하기 때문에 결과적으론 살이 찌게 되는 원리입니다.

5 1일 권장 칼로리(성별, 나이, 신장에 따라 필요한 칼로리가 달라진다.)

성인 남성: 2,200~2,600cal / 성인 여성: 1,800~2,100cal

현대인이 1일 권장 칼로리를 채우지 못할 경우, 건강에 큰 이상은 없고 오히려 1일 권장 칼로리를 넘었을 경우, 비만이나 성인병 및 각종 질병에 걸릴 수 있으므로 1일 권장 칼로리를 넘지 않게 소량으로 자주 먹으면서 꾸준하게 운동을 병행해야 합니다.

다이어트 식단이란

1 체중감량을 목적으로 한 음식섭취 방법

앞서 언급한 바와 같이 음식으로 섭취된 칼로리가 기초대사 및 활동 에너지 대사로 칼로리 소비가 된 후 잉여 칼로리가 어느 정도이냐에 따라 살찌는 정도가 판가름 나기 때문에 기본적인 원칙을 알고 음식을 섭취해야 합니다.

- 과식하지 않기 → 배부를 때까지 먹는 습관 버리기
- 가공식품 등 군것질하지 않기 → 간식은 저칼로리 식품으로 대체하기
- 탄수화물 줄이기 → 고기를 먹을 때 밥을 챙겨 먹지 않는 등 밥의 양 줄이기
- 야식 먹지 않기 → 배고파서 잠이 안 온다면, 저지방 우유 반 컵을 따뜻하게 데워서 천천히 마시기
- 술 마시지 않기

※ 체중감량을 위한 1일 식단 예시: 성인 여성 기준 총 약 1,400kcal(탄수화물 60% / 단백질 25% / 지질 15%)

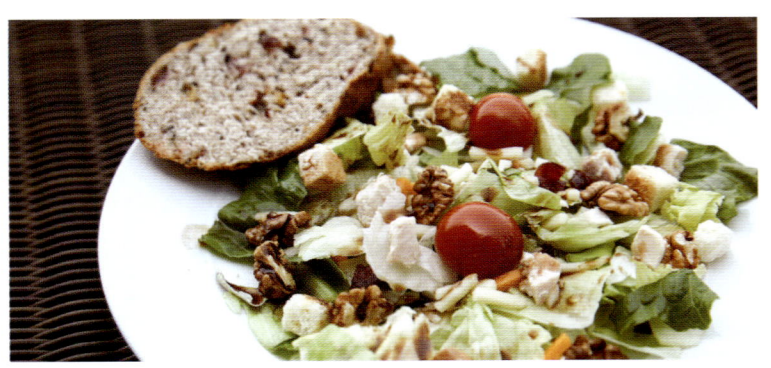

2 다이어트를 위한 식품선택

1) 단당류보다는 다당류

단당류는 이미 잘라진 당으로서 곧바로 소화 흡수되어 혈당을 급격히 높이며, 급격한 혈당의 상승은 급격한 인슐린의 분비로 지방의 합성 속도를 빠르게 합니다. 그러나 다당류는 소화 흡수를 위한 에너지가 필요하며, 혈당의 상승도 서서히 일어나기 때문에 정제된 당보다는 다당류의 형태로 즉, 백미보다는 현미 형태로 먹는 것이 좋습니다.

2) 식이섬유가 풍부한 음식 먹기

식이섬유는 칼로리가 낮으면서 식품의 부피를 크게 하여 포만감을 주고, 비장의 흡수를 방해하여 배설되며, 다이어트 시에 생기기 쉬운 변비를 예방시켜 배변 활동을 돕습니다. 그리고 당의 흡수를 방해하여 혈당이 천천히 오를 수 있도록 하는데, 야채류, 과일류, 정제되지 않은 곡류 등이 이에 속합니다.

3) 한식 위주로 식사하기

한식은 양식, 중식보다 칼로리와 지방의 함량이 낮고, 영양을 골고루 섭취할 수 있기 때문에 다이어트할 때 부족할 수 있는 비타민, 무기질 등을 공급합니다. 나트륨 함량이 높지 않도록 싱겁게 먹는 습관이 좋습니다.

4) 균형 있는 영양 섭취

체중을 줄인다고 해서 금지 식품을 정해 놓는 것은 바람직하지 않습니다. 금지 식품이 정해지고 나면, 심리적인 보상 욕구가 일어나 욕구를 참지 못해 먹게 되고, 먹고 난 뒤 자신에 대한 자책으로 우울해지게 됩니다. 다이어트 실패의 큰 원인이 되기도 합니다. 원 푸드 다이어트, 황제 다이어트, 양배추 수프 다이어트, 지중해 다이어트, 클렌즈 다이어트 저탄고지(저탄수화물과 고지방) 다이어트, 간헐적 다이어트 등 다양한 방법이 소개되고 있습니다. 포커스를 이슈가 되는 큰 타이틀만 보지 말고, 주의할 점에 신경을 써야 합니다. 저탄고지의

키토제닉 식단을 보면, 지방을 한없이 먹는 것이 아닙니다. 가공식품 등에서 얻는 지방은 조심해야 합니다. 지방을 무서워하지 말라는 의미에 더 가까울 수도 있습니다. 운동학적 식품영양학적 지식도 중요하지만, 보이지 않는 심리도 간과해서는 안 됩니다. 다이어트에 성공하려면, 반드시 심리적인 부분을 크게 고려해야 합니다.

3 근육 증가를 목적으로 한 음식 섭취 방법

근육을 단련할 목적이면, 운동 후 반드시 단백질 성분이 월등히 높은 음식을 섭취해야 합니다. 특히 계란 흰자나 생선, 닭가슴살, 고기 등을 권장합니다. 근육을 단련하기 위해서 필요한 단백질의 양은 본인의 체중 x 2g으로 계산하는데, 몸무게가 60kg이라면 적어도 120g 정도의 단백질 보충이 있어야 합니다. 단, 한 끼에 많은 단백질을 섭취해도 모두 흡수가 되지 않으니, 운동 후에는 더욱 많은 양의 단백질을 섭취하고 나머지 양은 아침부터 저녁까지 조금씩 나누어서 먹는 것이 좋습니다. 근육 증가에 도움을 주는 영양소와 식재료를 파악하고 선택해서 먹는 것이 중요합니다.

- 아르기닌(아르지닌, Arginine): 단백질의 합성을 돕고, 인체 내의 불필요한 노폐물을 제거 및 산화질소를 생산하여 혈관을 확장시켜 운동 수행 능력을 높이는 데 도움이 됨.
  (팥, 대두, 감성돔, 모시조개, 꽃새우, 북어, 젓새우, 대구포, 홍합, 밴댕이, 갈파래, 돼지고기, 땅콩, 호박씨, 잣, 캐슈너트)
- 글루타민(Glutamine): 근육을 형성하고 유지하는 것을 도움.
  (팥, 메밀국수, 쥐눈이콩, 노란 콩, 서리태, 작두콩, 감성돔, 북어, 모시조개, 대구포, 노가리, 꽃새우, 문어, 오징어, 참치, 갈파래, 매생이, 닭가슴살, 호박씨, 아몬드)

다솔맘의 식단

식단 내용은 주로 저탄수화물 단백질 보충식이고, 알록달록 무지개 색을 지향합니다. 하나하나 영양분을 따지려고 하기보다 색상별로 야채를 구성하면, 영양 균형이 조화롭게 맞게 되어 있습니다. 그리고 중요한 것은 신선도와 품질입니다. 특히 날것으로 먹는 샐러드, 견과류 등은 유통과 제조과정의 위생환경에 대해 깐깐해야 합니다. (곰팡이 등의 세균은 우리 몸에 치명적인 독성인 성분을 섭취하지 않도록 꼭 조심해야 합니다.)

체중감량 다이어트 중에는 일단 운동과 식이를 동반해야 효과와 속도가 빠르다는 것은 우리 모두가 아는 사실입니다. 특별히 복근을 빨리 만나고 싶고, 체중계에 올라섰을 때 드라마틱한 상황을 기대하고 있다면, 식단 80%, 운동 20%라고 할 정도로 식단관리가 엄청난 비중을 차지합니다. 그러나 운동이 빠지면 결국 시작하지 않은 것보다 못한 '요요현상'이 오게 됩니다. 그리고 식단으로만 체중감량을 하게 되면, 몸의 탄력도 심하게 떨어지게 됩니다. 결국 운동과 식이요법 둘 다 병행해야 합니다.

먹방과 맛집이 가득한 세상에서 '식단을 어떻게 지킬까?' 고민이 되겠지만, 모든 것은 마음먹기 나름입니다. 외식을 하더라도 밥의 양을 반으로 줄이고, 짠 음식은 신경을 써서 피하고 여건이 된다면, 고급 레스토랑 못지않은 비주얼 좋은 샐러드 도시락을 준비하거나, 다양한 다이어트 도시락을 손쉽게 구할 수 있으니 활용해 보는 것도 좋습니다. 부득이하게 늦은 약속으로 야식을 먹는 날에는, 다음 날 간헐적 단식 기간을 가져 보는 것으로, 또는 아리즈웰(L-아르기닌)을 먹고 공복 유산소 60분 이상을 하며 잉여 칼로리를 버리는 것은 다솔맘의 팁입니다.

※ L-아르기닌

아르기닌은 아미노산의 일종으로, 인체 내에서 생성되고 음식을 통해 섭취할 수 있는 비필수 아미노산입니다. 아르기닌은 단백질의 합성을 돕고, 인체 내의 불필요한 노폐물을 제거하며, 산화질소를 생산하여 혈관을 확장시켜 운동 능력을 올려주며, 남자의 성기능 향상에 도움이 된다고 알려져 있습니다.

효능

1. 근육 성장 및 운동능력 향상: 아르기닌은 단백질 합성에 필요한 아미노산이기 때문에 근육의 성장에 도움이 됩니다. 단백질 합성이라는 임무를 수행한다는 것은 직접적인 근육 생성에 기여한다는 뜻이 됩니다. 또 성장호르몬 방출을 촉진하고, 인슐린 수치를 조절해주며, 근육을 보호하고, 지방을 연소시키는 효능이 있습니다. 따라서 근육의 회복과 형성에 기여합니다.
2. 성 기능 강화: 실제로 아르기닌은 발기부전의 치료 용도로 사용되었을 만큼 남자의 성 기능 향상에 탁월한 효능이 있습니다. 이러한 기전은 혈류량 증가에 따른 결과입니다.
3. 혈압 개선 및 기타 효능: 혈관을 확장해주는 기능이 있기 때문에 혈압을 관리하는 데 도움이 됩니다. (혈관 확장을 통한 혈류량의 증가로 운동 수행 능력이 증가합니다.)
4. 뇌 기능과 임신에 대한 내용, 당뇨의 개선 효과 등 추가적인 이점이 있습니다.
5. 피부 노화 방지
6. 혈액순환 및 심장 질환 예방
7. 면역 체계 강화
8. 모발 건강 및 손상 방지

9. 지방 분해, 체지방 감소

10. 성장호르몬 촉진

11. 운동 서포터 - 근육 회복에 도움을 주며, 근육 형성에도 기여합니다.

규칙적인 패턴으로 6개월 정도 지나면, 자연스럽게 내 몸이 달라져 있는 것을 확인할 수 있을 것입니다. 실천하며 결과가 나오기 전에 포기하는 많은 사람이 있어 정말 안타깝습니다. 조급해하지 마시고 시간을 투자해서 자기 몸과의 싸움에서 승리하기를 바랍니다.

다솔맘 식단 레시피

1. **검은콩 쉐이크** 검은 콩가루 4스푼, 우유 350ml, 꿀 1스푼
2. **포만감 해독 쉐이크** 바나나, 토마토, 브로콜리, 당근, 물
3. **샐러드** 닭가슴살, 초록 잎 샐러드, 호두, 토마토, 양파, 스프레드 치즈, 발사믹 드레싱
4. **오픈 샌드위치** 통밀 발효종 빵, 닭가슴살, 초록잎 샐러드, 토마토, 양파
5. **호밀 또띠아** 닭가슴살, 초록 잎 샐러드, 토마토, 양파, 허니머스터드소스

※ TIP. 굶지 않고 바르게 먹고 다이어트를 할 수 있는 방법:
단백질을 놓치지 않는 식단은, 저칼로리이지만, 닭가슴살과 견과류가 포만감을 주기 때문에 식사 시 만족도가 높습니다. 특히 단백질은 우리 몸을 구성하는 성분으로 식사 때마다 적은 양이어도 꼭 챙기기를 다솔맘은 추천합니다. 더불어 풍성한 야채와 함께여야 합니다.

또 한 가지 쉐이크나 스무디를 먹을 때, 비록 씹히는 고형물이 없는 액체 상태라도 몇 번은 꼭 씹어 먹는 것이 좋습니다. 우리 몸의 소화기관은 씹는 것의 우선 신호를 감지하고 소화 준비를 하고, 씹는 동안 입안에는 탄수화물을 분해하는 아밀라아제가 분비되고, 위에서는 단백질 소화효소를 포함한 위액을 내보냅니다. 씹는 과정 없이 마시게 되면, 위장에서 소화시킬 준비 시간이 충분치 않아 소화흡수가 더디게 될 수 있습니다.

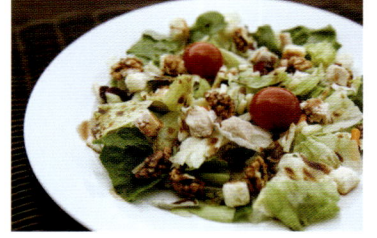

샐러드

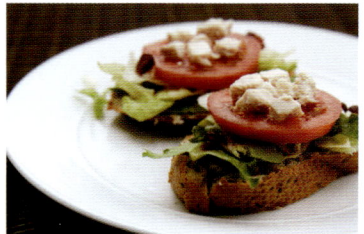

오픈 샌드위치

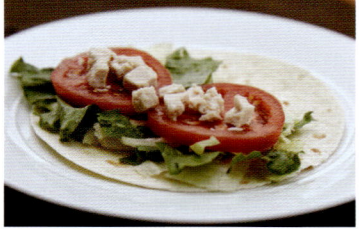

호밀 또띠아

다솔맘 몸매 관리 레시피 TIP

1 단식하지 않기

단식은 요요, 빈혈, 건강상의 문제 발생

2 근육량 늘리기

- 근육 자극을 주고(운동)
- 근육 성장에 필요한 영양을 섭취하고(식이)
- 휴식(취침)

3 저탄수화물 식이섬유 풍부한 단백질 식단

신선한 야채를 곁들인 단백질 위주의 식단

- 일반 식단: 현미(잡곡)밥, 나물 반찬, 단백질 식품(닭가슴살, 달걀, 두부, 생선, 육류 등), 샐러드
- 간편 식단: 고구마, 단호박, 닭가슴살, 달걀, 샐러드, 견과류

※ 다이어트할 때 닭가슴살과 친해져야 하는 이유

탄수화물보다 체지방의 전환율이 낮고, 100g당 23g의 단백질을 함유하고 있어 오징어나 소고기, 콩 등 다른 단백질 식품군에 비교하면 적은 양을 먹어도 훨씬 많은 양의 단백질을 섭취할 수 있기 때문입니다.

4 아침에 주스 저녁에 샐러드

아침 공복에 주스를 마시면 비타민, 미네랄 등등 영양소의 흡수를 최대로 끌어 올릴 수 있어 추천합니다. 또한 필수영양소를 빠르게 공급하면 머리가 맑아지고 위장 활동을 촉진시킴으로, 몸속을 정화해줘서 가볍고 힘찬 하루를 시작할 수 있습니다.

5 점심 저녁 사이 간식은 야채나 견과류

날것을 먹을 때는 품질과 위생에 꼭 신경 써야 합니다. 특히 견과류는 독성 발암물질인 아플라톡신이 쉽게 생성되는 음식으로, 좋은 품질의 갓 볶은 신선한 제품을 선택하는 것이 좋습니다.

6 물 마시기

'하루에 물 2L 마시기'

물은 체내 노폐물을 잘 걸러내 줄 뿐 아니라 물 자체를 소화하는 데도 에너지가 필요하므로, 추가 에너지 소비가 되어 체중감량 효과도 볼 수 있습니다. "물은 물로 빼라"라는 말도 있습니다. 부종은 신장질환이나, 갑상선호르몬의 불균형, 혹은 생리 기간의 호르몬 변화와 같은 특이사항을 제외하고 보통 밤늦게 나트륨 함량이 높은 음식을 섭취했을 경우, 체내 나트륨을 배출하기 위해 배출되는 물을 채우려고 하기 때문에 붓기 시작하는 것입니다. 이때 신선한 물을 섭취함으로 체내 순환을 돕고 이뇨작용과 함께 노폐물을 걸러주는 작용을 하기 때문에 반드시 물을 섭취해야 합니다.

7 가짜 식욕에 속지 말기

방송에서 1년 만에 34kg 체중 감량에 성공한 방송인 김신영 씨 멘트 중 '진짜 배고픔은 무엇이든 먹고 싶을 때이고, 가짜 배고픔은 피자가 먹고 싶다. 햄버거가 먹고 싶다.' 하며 특정 음식이 먹고 싶을 때라고 했습니다. 이렇듯 우리 몸은 그 순간의 행복감을 잘 기억하고 있기 때문에 스트레스를 받을 때나 심심한 기분을 느낄 때 먹는 것을 찾게 된다는 것을 기억해야 합니다.

가짜 배고픔을 이기는 방법

1 아침밥 꼭 챙겨 먹기
쉐이크나 주스 경우에도 고구마, 바나나, 사과, 우유나 단백질 성분이 풍부한 음식으로 포만감을 주기 때문에 식욕을 다스릴 수 있습니다.

2 배고플 땐 양치질하기
치약에 있는 성분이 식욕을 떨어뜨리는 역할을 합니다. 양치가 어려운 상황에는 껌이라도 씹으면 입안을 개운하게 하여 도움이 됩니다.

3 나만의 스트레스 해소법 찾기
우리 몸은 만족스럽게 먹었던 순간의 행복감을 잘 기억하고 있기 때문에 스트레스를 받거나, 심심한 기분이 들 경우 먹는 것을 찾게 됩니다. 그럴 땐 몸을 계속 움직여 보세요. 집에 있을 경우가 대부분일 텐데 홈트 기구를 만지작거리며 운동을 하거나, 서랍 정리, 주방 정리 등 신경을 다른 곳으로 돌려야 합니다.

4 물 마시기
우리 몸의 포만 중추신경은 식욕뿐만 아니라 갈증에도 영향을 받습니다. 물을 한 컵 마시면, 갈증이 해소돼서 식욕이 달아날 수 있어요. 예쁜 텀블러에 물을 항상 챙겨 다니는 것도 큰 도움이 될 것입니다.

직장인들은 점심은 지키기가 힘든 경우가 많습니다. 도시락을 준비할 수 없는 상황이면, 밥은 반 공기로, 반찬은 싱겁게, 최소 50번 씹어서 천천히 먹고 숟가락을 내려놓는 습관을 길러야 합니다. (대회를 위해 체중 조절하는 운동선수처럼 삼시 세끼 극단적일 필요는 없습니다.)

일반식 다이어트!

다이어트를 한다고 극단적인 식단을 계획하는 시대는 지나갔어요. 워낙 다양하고 극단적인 다이어트 식단으로 부작용을 낳은 사례를 쉽게 찾아볼 수 있듯이 말이죠. 우리가 주로 먹는 한식으로도 충분히 건강하게 체중감량에 성공할 수 있습니다. 저염식 그리고 저탄수화물 이 두 가지만 지키면 됩니다.

- **된장찌개**

  우리나라의 가정 식탁에 자주 등장하는 음식이지요. 된장은 메주로 장을 담가서 장물을 떠내고 남은 건더기로 만든 장으로, 우리 고유의 전통 발효 식품입니다. 기본 재료는 밭의 고기라 불리는 콩인데, 발효 과정에서 항산화 물질인 리놀레산과 리놀렌산이 생성되고, 이소플라본(isoflavone)이라는 물질을 함유하고 있어 심혈관계 질환이나 골다공증과 같은 질병을 예방하는 데 도움을 준다고 알려져 있습니다. 또 레시틴(lecithin)이라는 성분이 뇌 기능 향상에 도움을 주어 성장기 어린이는 물론 성인과 노인에게도 효과적이라고 합니다. 식이섬유가 풍부하여 변비 예방에도 이롭답니다. 보통 된장찌개 한 그릇의 칼로리는 145kcal인데, 끓일 때 농도 조절(염분 조절)을 잘하시고, 두부나 버섯, 호박 같은 채소를 듬뿍 넣고, 밥은 현미밥으로 반 공기를 추천합니다.

- **생선구이(고등어구이)**

  인스턴트 식품에 많이 노출되는 등 여러 요인으로 현대인은 콜레스테롤 수치와 싸우고 있다고 해도 과언이 아닙니다. 고등어의 오메가3 지방산이 바로 이 콜레스테롤 수치를 낮춰주는데, 이외에도 불포화지방

산인 EPA와 DHA가 풍부하여 두뇌 발달에 좋고, 노화와 성인병을 예방해주고 원기회복에도 효과가 있습니다.

고등어구이는 100g당 172kcal, 간장이나 소스를 찍어 먹지 말고 따뜻한 밥과 고소하게 먹는 것을 추천합니다.

- 닭백숙

닭고기는 다른 육류에 비해 칼로리가 낮고 우수한 단백질 공급원입니다. 지방도 쉽게 제거해서 요리하기 쉽고 근육에는 지방이 적고 불포화지방산이 65% 이상입니다. 단백질 소화흡수율도 96%로 높아서 성장기 아이들이나 위장이 약한 사람에게 좋은 식품입니다.

닭백숙 1인분 칼로리는 국물까지 포함하여 약 700kcal입니다. 닭벅숙을 먹을 때는 살코기 위주로, 국물은 1/3, 밥 1/3공기 이렇게 먹는 것이 다솔맘의 팁!!^^

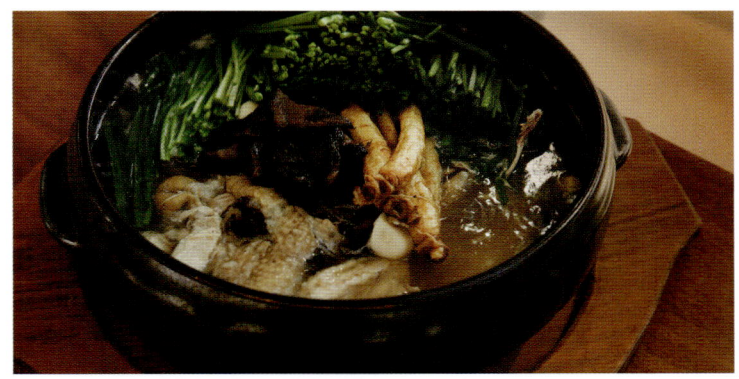

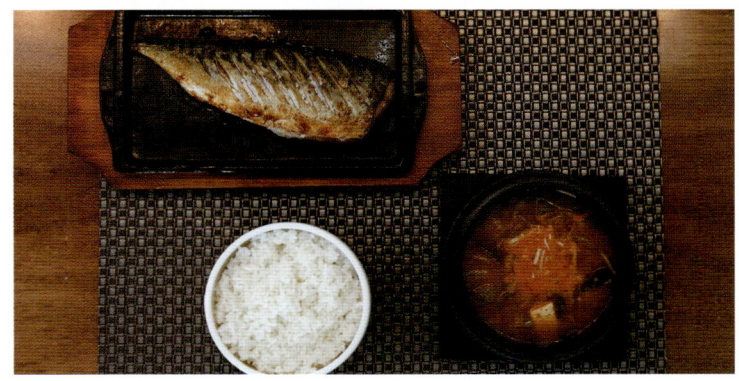

PART 2

다솔맘 홈트

단시간 고효율 운동 루틴을 만들자

무조건 효율입니다. 테크닉적인 종목의 운동이나 근지구력을 길러야 하는 마라톤 등을 제외한, 워너비 몸매를 만들기 위해서는, 무턱대고 긴 시간 한다고 해서 효과가 큰 것이 결코 아닙니다. 집중해서 단시간에 운동을 끝내는 것이 바람직하답니다. 적정한 시간 내에 근육의 자극이나 만족감이 없다면, 자세나 운동 방법을 점검해볼 필요가 있습니다. 효율적인 루틴을 계획하여 집중해서 시간을 채워 나가야 합니다.

홈트레이닝 준비

1

복장

집에서 하는 운동이지만, 적절한 노출의 차림새는 동기부여도 될 뿐 아니라, 자세를 제대로 점검해 볼 수 있습니다. 시작할 때는 트레이닝복을 입고 워밍업 후 몸에 부스팅이 되었을 때, 차림을 하는 것이 좋습니다.

2

도구

매트, 라텍스밴드, 폼롤러, 튜빙 밴드, 덤벨, 릴링, 서클링 등

3

전신거울

자주 자신의 몸을 보고, 변화하는 모습을 체크합니다.
사진으로 기록하는 것도 좋습니다.

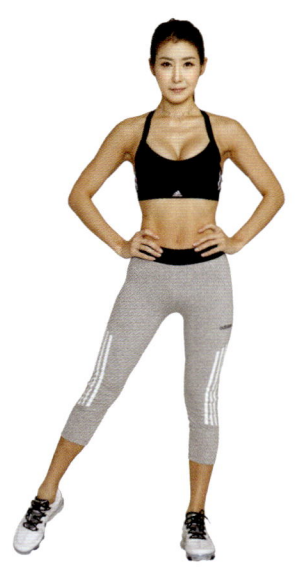

PART 2

다솔맘의
다이어트 팁

체중계나 체성분 측정 기계보다는 줄자와 거울을 믿으세요.

1 식단
<u>건강한 다이어트에 성공하려면 반드시 영양과 운동이 함께 이루어져야 합니다.</u>
닭가슴살이나 달걀흰자가 근육 성장에 도움을 줄 수 있습니다. 근육 성장이라고 여성들은 몸이 울퉁불퉁 커지는 것 아닌가 생각도 하지만, 여성의 몸은 호르몬 및 구조상 근육의 부피가 쉽게 커지지 않으니 걱정하지 마세요.
반드시 근력운동을 해야 탄력 있는 바디라인을 만들 수 있습니다. 그리고 당분간 간식은 STOP!
식간에 물을 수시로 마시고 보이차같이 본인이 좋아하는 맑은 따뜻한 차를 마시면, 허기를 달랠 수 있고, 물 자체를 소화시키기 위해 우리 몸이 칼로리를 소비하여 피부도 좋아집니다. 그리고 중요한 것, 면역력에도 신경 써야 합니다. '비타민 꼭 챙기기'를 다솔맘은 권합니다.

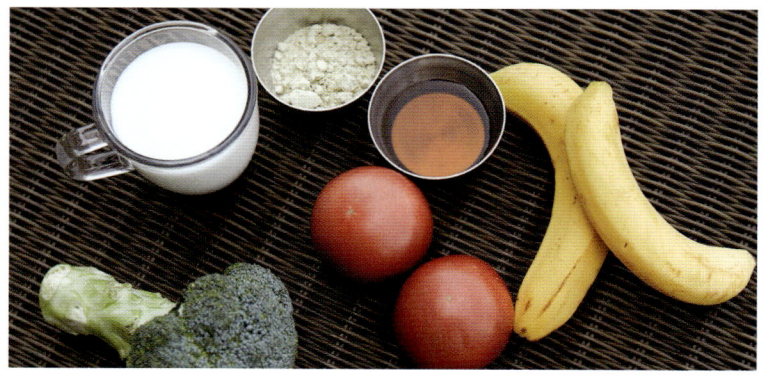

2 운동

효율적으로 짜임새 있는 루틴으로 운동합니다

본 운동 전에 워밍업으로 스트레칭이나 준비운동을 꼭 하고, 본 운동은 다이어트 목적에 맞도록 전신운동을 합니다. 권장하는 운동 시간은 하루 1시간 정도, 적어도 30분 이상 꼭 해야 합니다.

여성스러운 바디라인을 만들고 싶다면, 근 피로감을 주는 과도한 중량을 이용한 운동보다는, 맨몸이나 밴드를 이용하여 바디라인에 탄력을 주는 것이 효과적입니다.

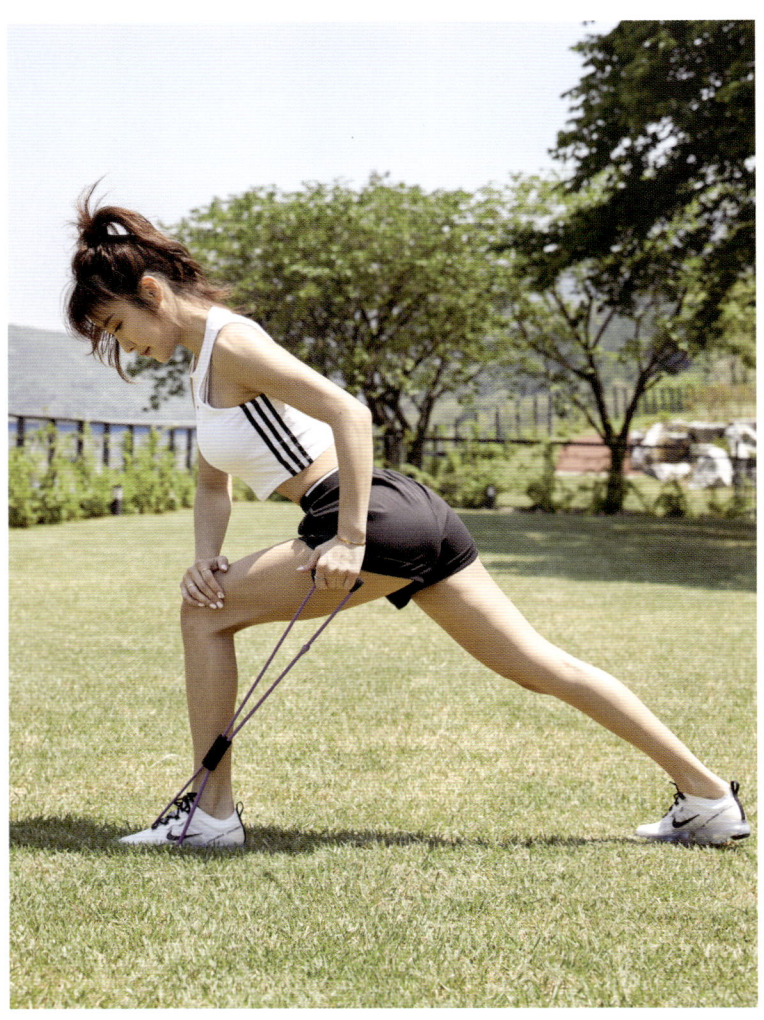

다솔맘
홈트 루틴

다솔맘의 홈 트레이닝 루틴입니다.

워밍업(동적 스트레칭)
(요가 피트니스 루틴)

▼

부위별 근력 운동
힙 / 하체 / 가슴 / 등 / 팔 / 어깨

▼

유산소성 근력 운동
전신 콤비 동작

▼

복근 운동
상복부 / 하복부 / 외복사근 / 플랭크 / 플랭크 변형

▼

쿨다운 스트레칭
머리~다리 / 순차 / 전신

워밍업

| 초기 스트레칭 | 운동을 시작하기 전 우리 몸에 시작 신호를 주는 과정입니다. 유연성 향상의 목적이 아닌, 부상 예방을 위해 경직된 관절을 풀어주는 시간으로, 순서를 정해놓고 합니다. 몸의 위에서 아래로 혹은 아래에서 위로 [목➡어깨➡허리➡다리➡ 손목&발목 / 손목&발➡다리➡허리➡어깨➡목]을 무리하지 않고 이완시켜 줍니다.

내 몸의 환경이 최적화되어 있다면, 운동을 효과적으로 이끌 수 있는 확률이 높아집니다. 효율적인 운동을 할 수 있는 지름길인 '준비운동'의 필요성과 중요성을 잊지 마세요.

WARMING UP EXERCISE

흔히 알고 계신 에어로빅 동작을 가볍게 하여 몸 전체의 순환을 끌어 올립니다.
전신 근력 유산소 동작인데. 아래 3가지 동작 중 1가지 이상을 20회씩 반복합니다.

– 로잉 + 스쿼트 & 컬
– 풀다운 + 싱글니업
– 핸즈터치 얼터네이트 니업 & 킥

초기 스트레칭
다리

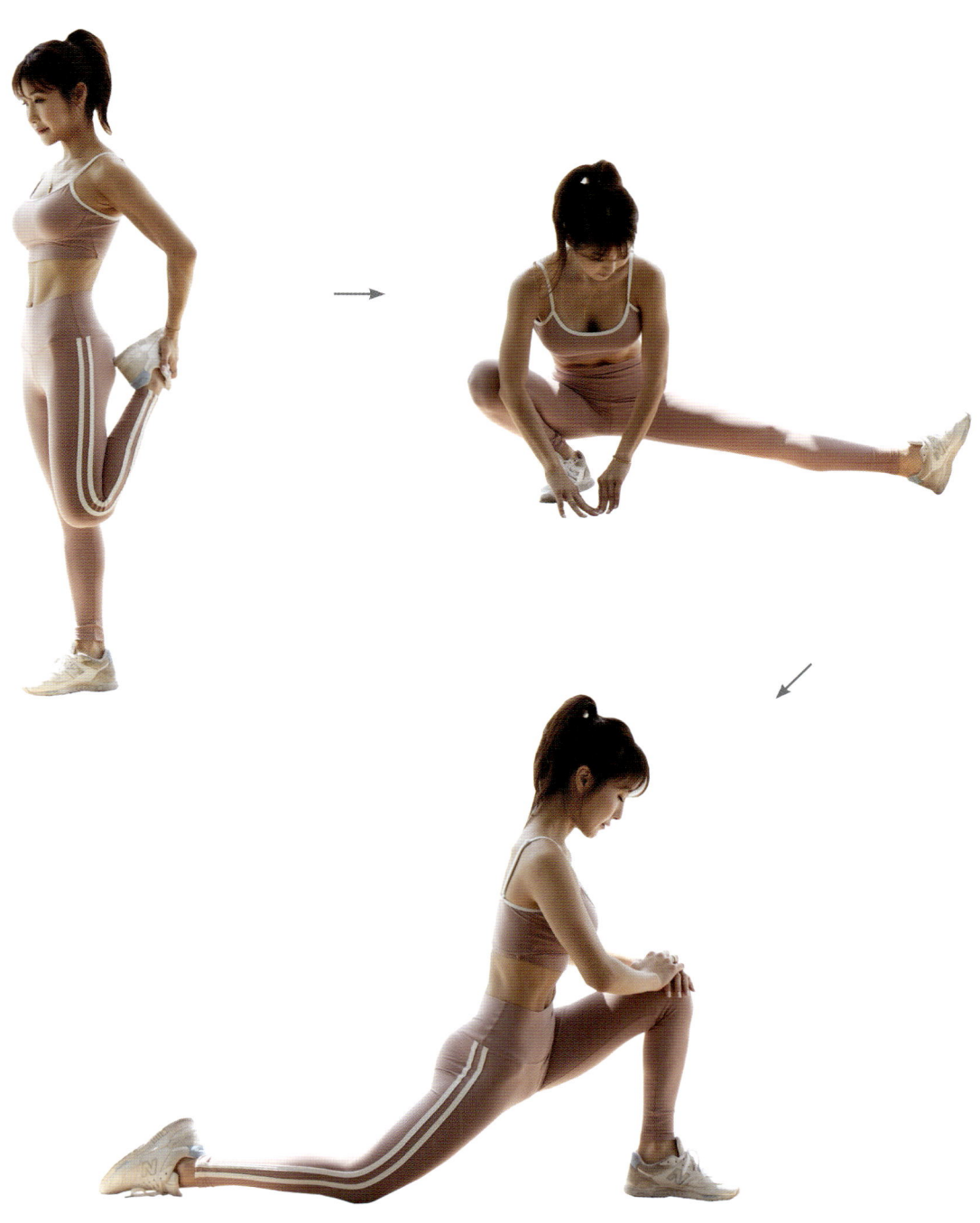

초기 스트레칭
목

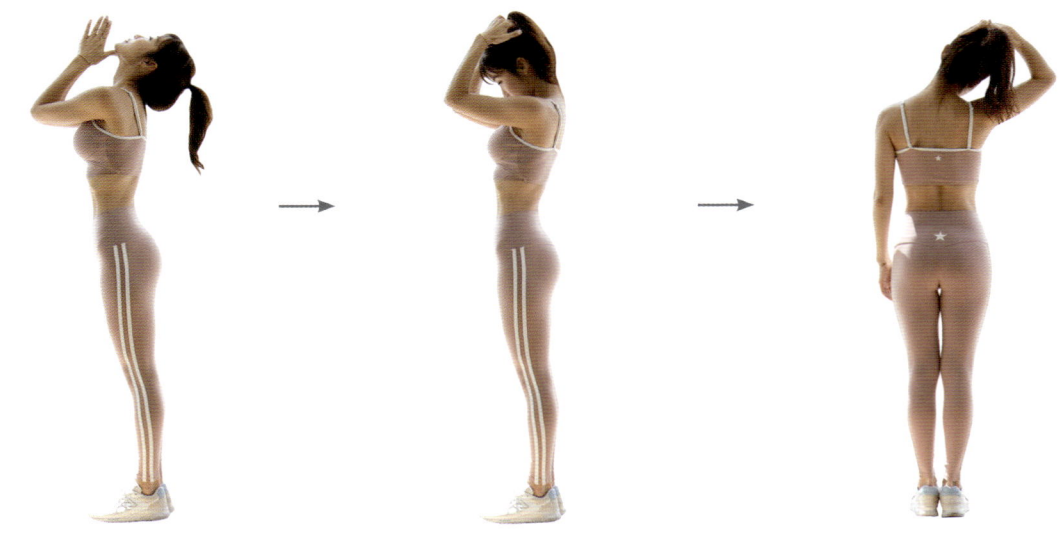

초기 스트레칭
어깨

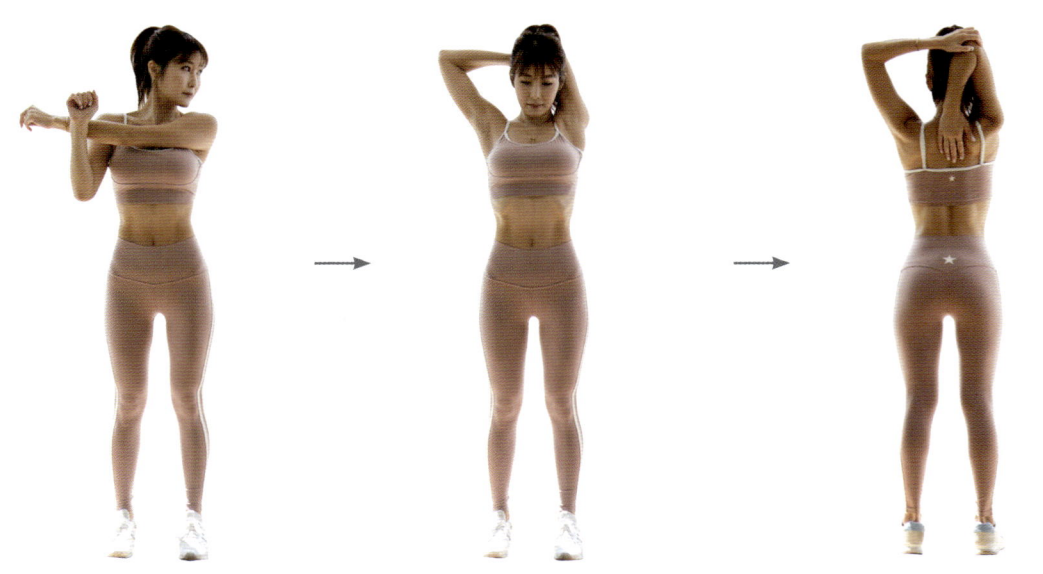

초기 스트레칭
허리

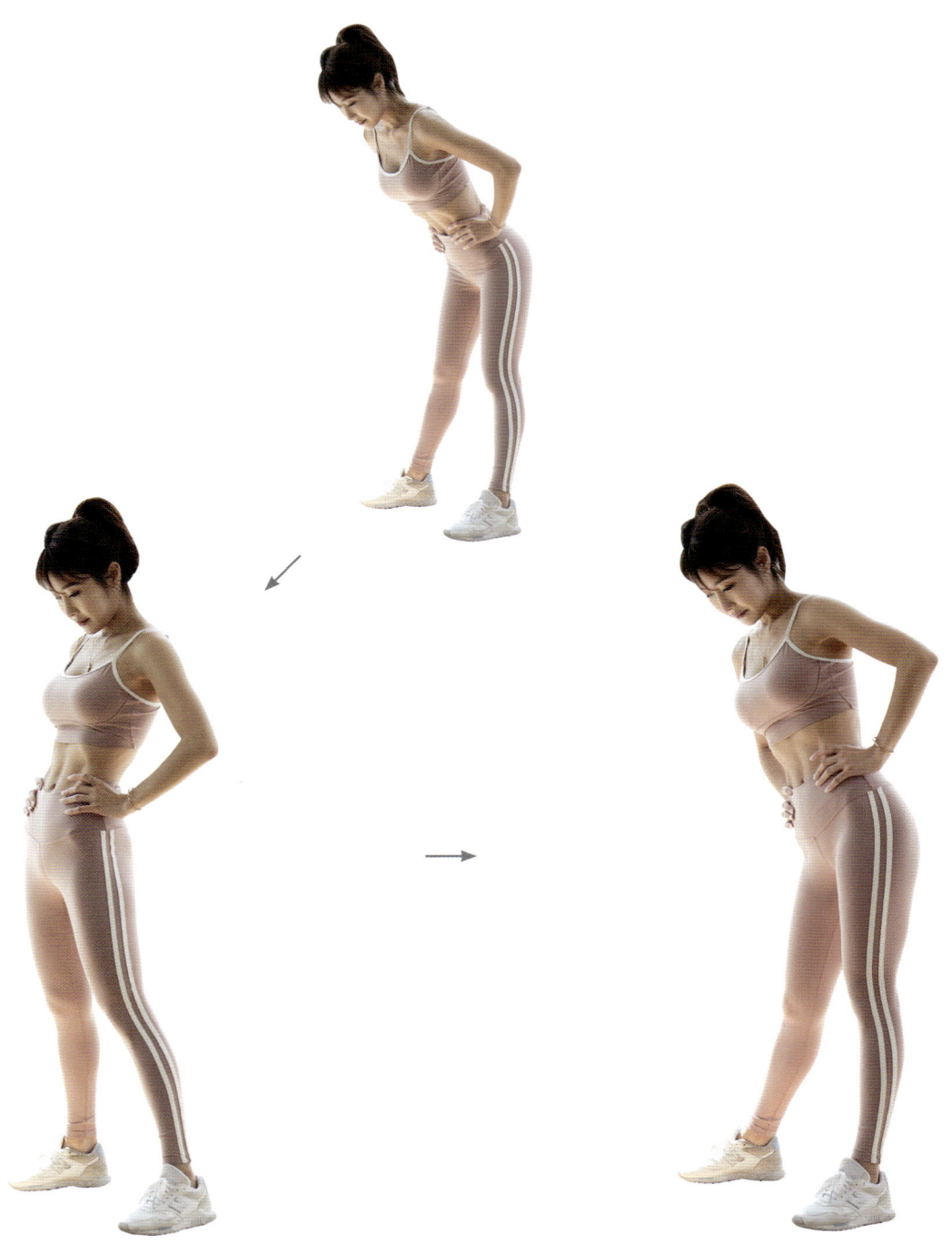

WARMING UP EXERCISE 1
로잉+
스쿼트&컬

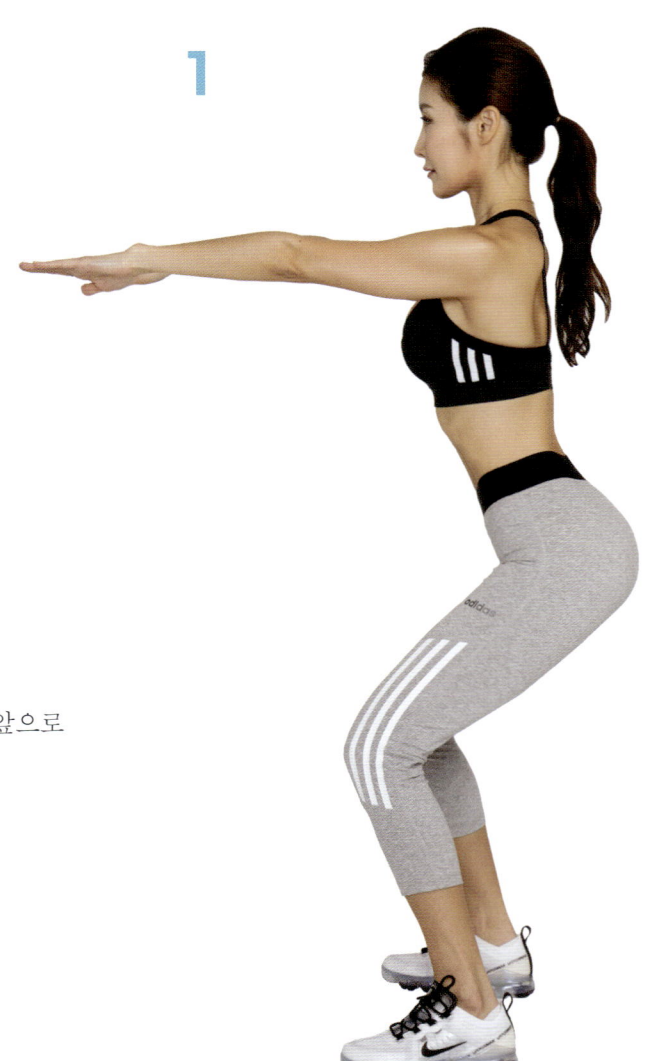

운동 방법

1. 보폭을 어깨너비만큼 벌리고 양손 앞으로 나란히 하고 스쿼트 자세

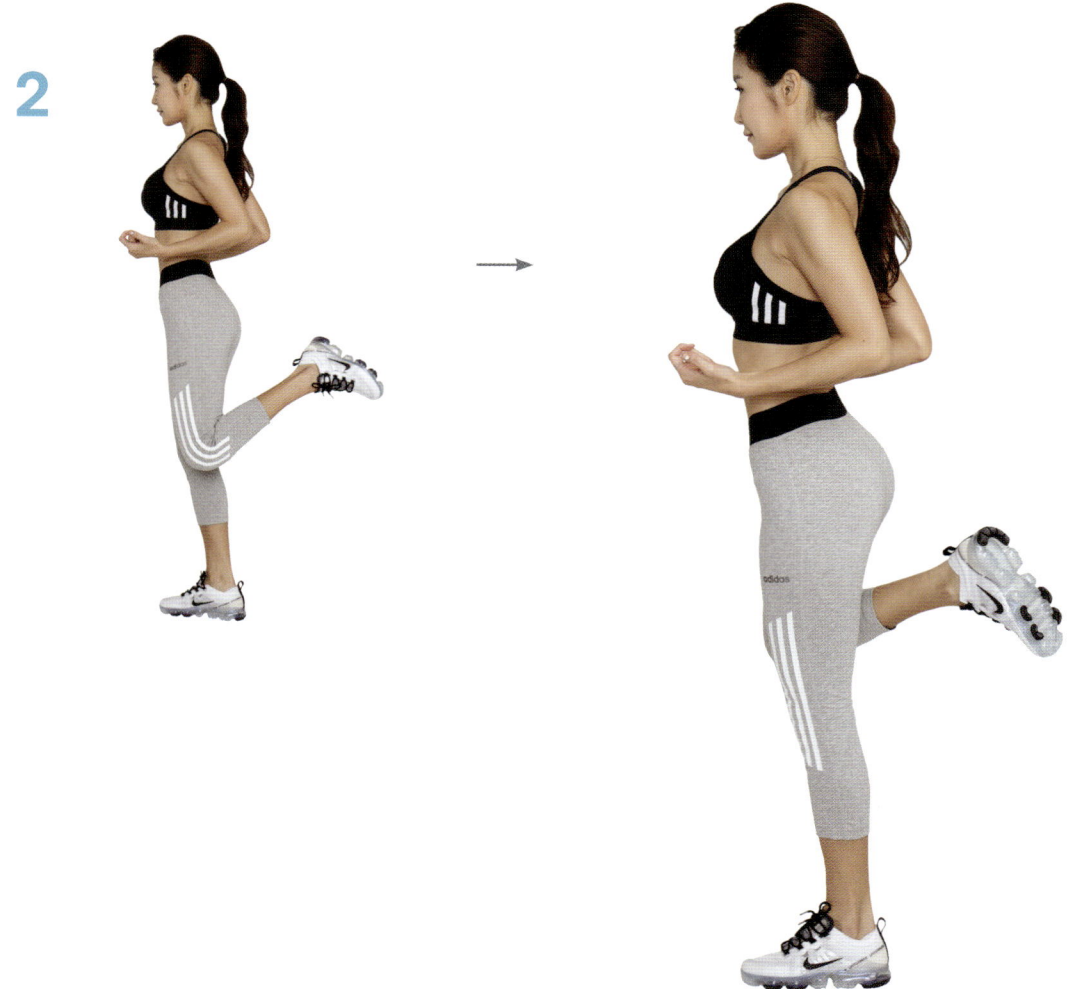

운동 방법

2 양팔은 등의 힘으로 견갑골이 뒤에서 모이듯 당기고, 한쪽 발뒤꿈치에 무게를 실어 일어나며 반대쪽 발뒤꿈치로 엉덩이를 차듯 다리를 구부린다.

3 호흡은 앉았다가 일어날 때 내쉬기.

주의할 점

- 로잉 시 팔심보다 등 근육의 움직임에 집중하기.
- 다리를 구부릴 때(레그컬) 무릎은 고정한 상태로 뒤쪽으로 당겨 뒤 허벅지 근육의 움직임에 집중하기.

WARMING UP EXERCISE 2
풀다운 +
싱글니업

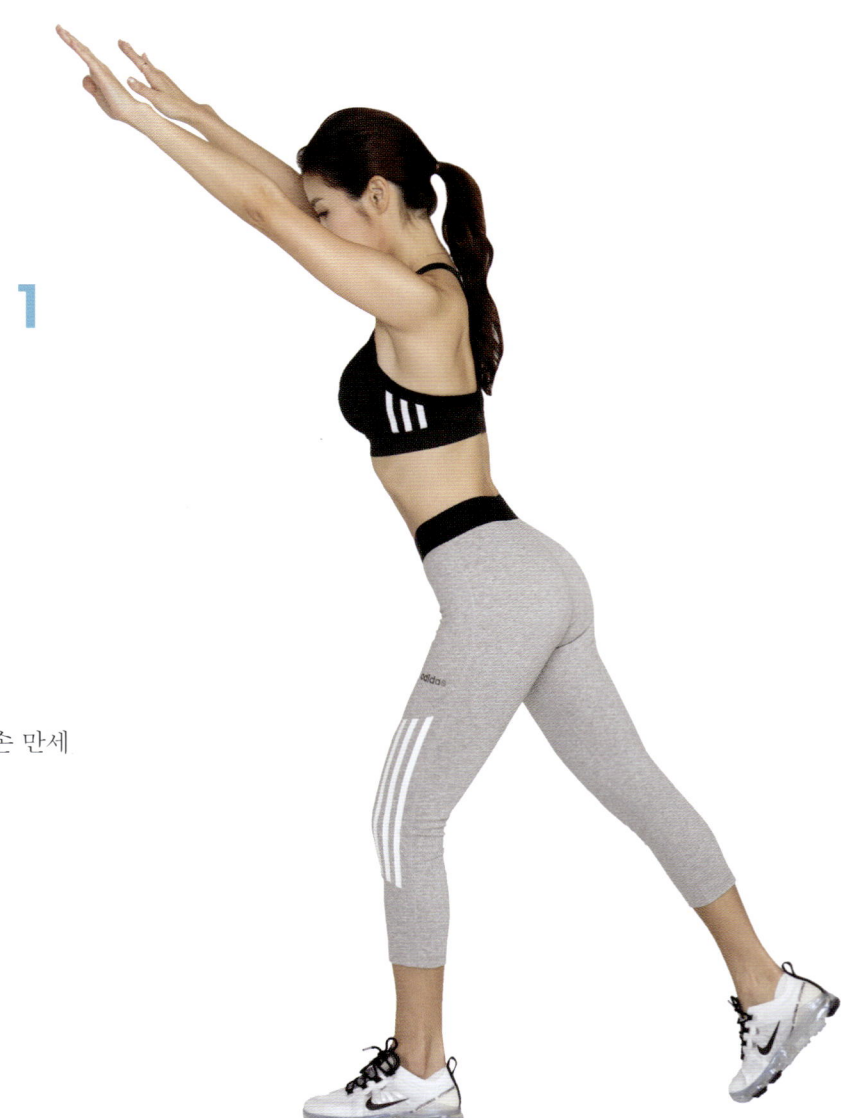

운동 방법

1. 다리를 앞뒤로 벌린 후 양손 만세

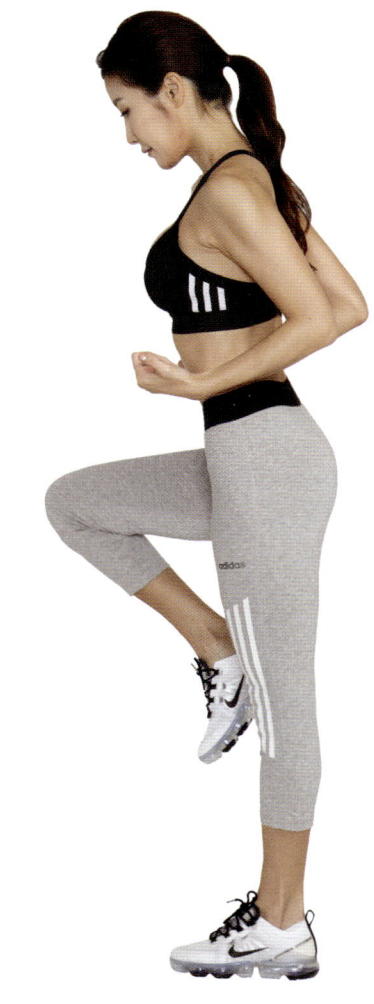

운동 방법

2. 하복부의 힘으로 뒤쪽 무릎을 끌어올리는 동시에 양손을 등의 힘으로 끌어내린다. 이때 지지하는 다리 발뒤꿈치로 꾹 누르듯 하여 힙까지 동시에 자극이 오게 만든다.
3. 호흡은 무릎 끌어올릴 때 (니업) 내쉬기.

주의할 점

- 팔을 끌어내릴 견갑골끼리 모여 엉덩이 쪽으로 끌어내리며 등 근육의 움직임에 집중.
- 무릎을 끌어올릴 때 하복부의 힘으로 올릴 수 있도록 집중.
- 지지하는 다리 발뒤꿈치로 버틸 때 힙 근육이 쓰이도록.
- 속도를 내어보세요. 코어가 흔들리지 않도록 하는 자체가 코어 힘이 길러지는 과정입니다.

WARMING UP EXERCISE 3
핸즈 터치 얼터네이트 니업 & 킥

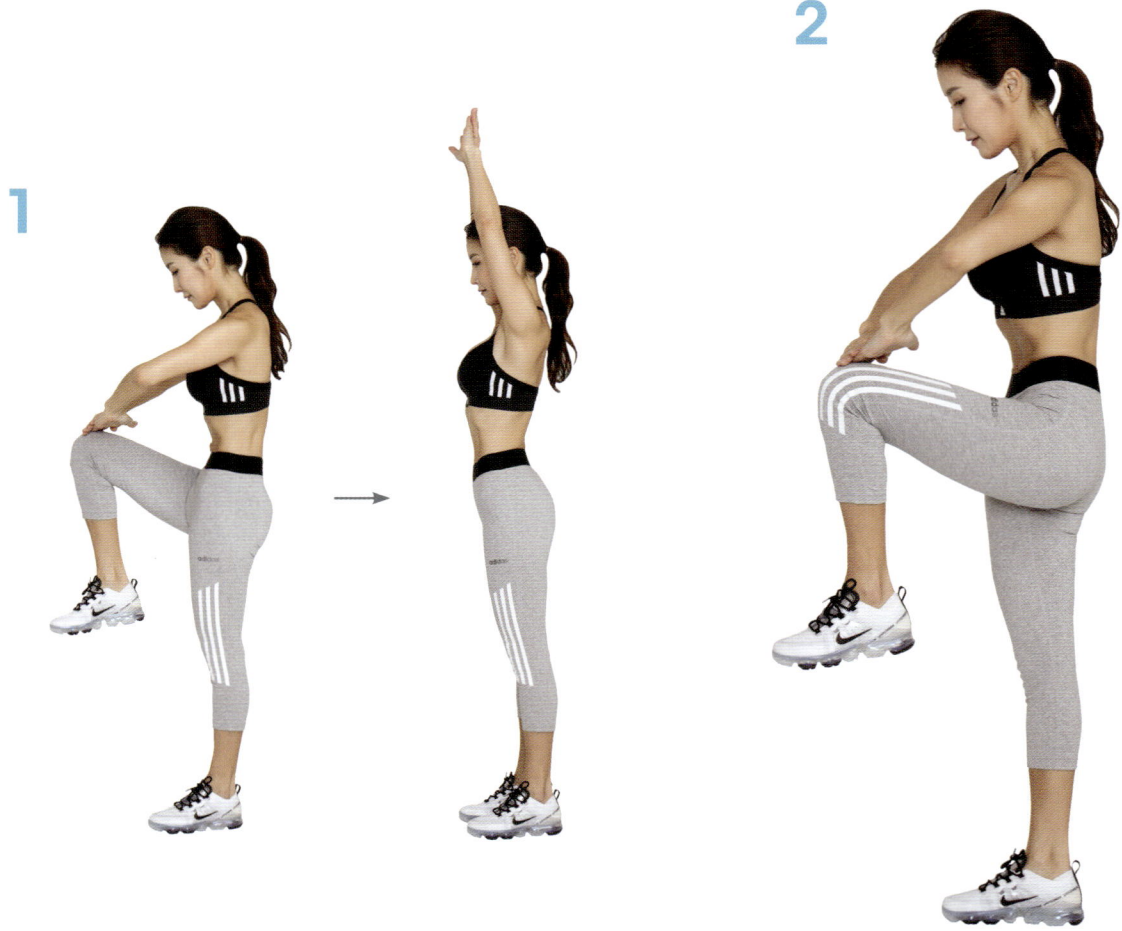

운동 방법

1. 보폭은 어깨너비로, 양손은 포개어 만세
2. 하복부의 힘으로 무릎을 끌어올리는 동시에 상복부의 힘으로 몸을 숙여 양손을 무릎 & 발끝을 터치한다.

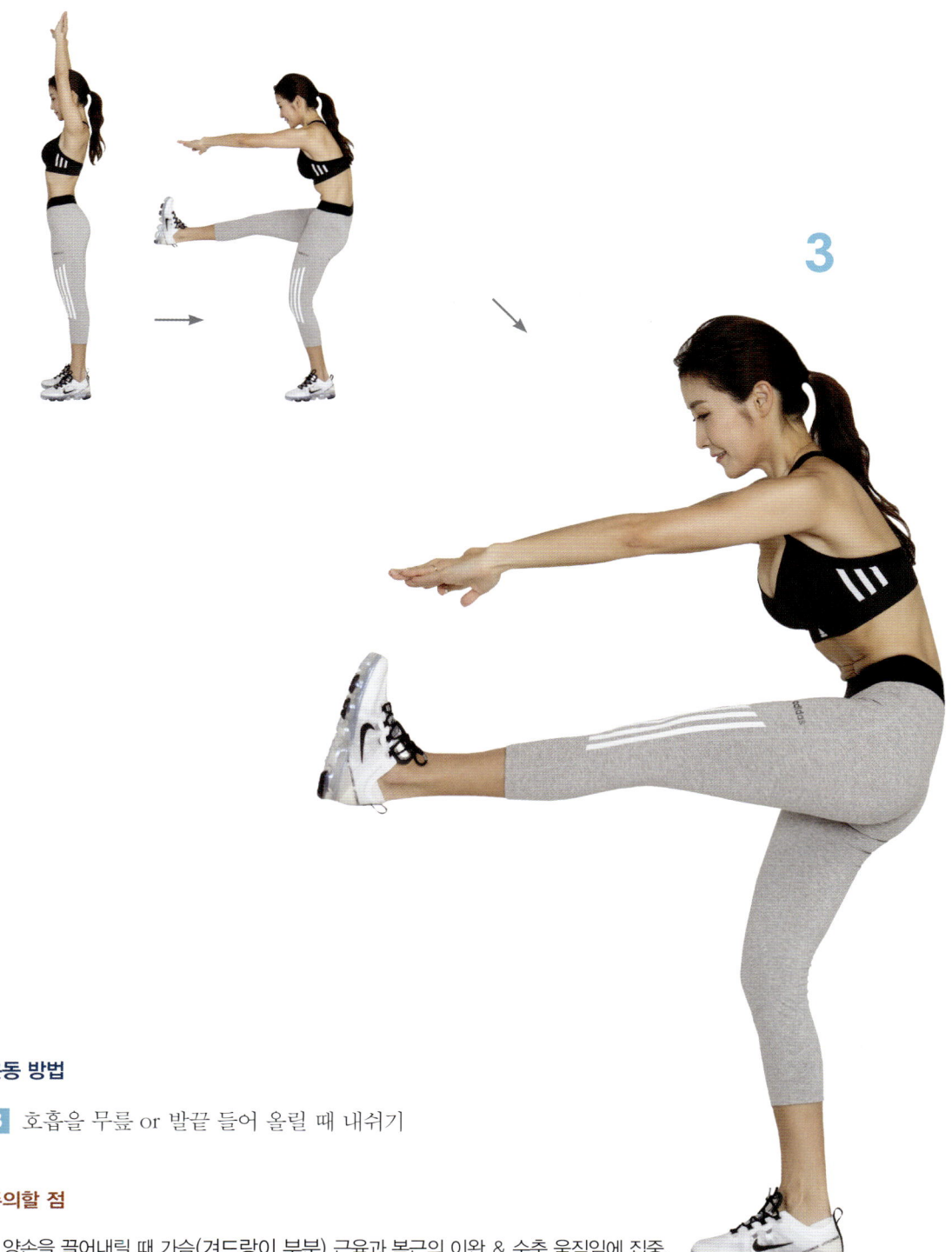

운동 방법

3 호흡을 무릎 or 발끝 들어 올릴 때 내쉬기

주의할 점

- 양손을 끌어내릴 때 가슴(겨드랑이 부분) 근육과 복근의 이완 & 수축 움직임에 집중.
- 무릎 / 발끝 끌어올릴 때 하복부 근육에 집중.

워밍업

| 중기
| 스트레칭

초기 스트레칭까지 진행되면, 긴장이 풀리고 체온이 상승하여 운동하기 적합한 환경이 됩니다. 본 운동을 바로 진행해도 되지만 좀 더 디테일하게 부위별 요가 스트레칭을 하면, 요가는 늘리고, 비틀고, 버티는 동작으로 주로 구성되어 있습니다. 중량을 중력의 힘을 이용하여 들어 올리고 내려놓는 운동과는 달리, 요가는 버티는 동작으로 인내가 필요합니다. 전혀 다른 근육을 쓰면서 동작(아사나, Asana)과 함께 하는 호흡을 통하여 체내 불필요한 노폐물을 뱉어내는 등 순환기능을 향상시키고, 비틀고 늘리고 버티는 과정으로 전체적인 바디라인을 탄력 있게 잡을 수 있습니다. 전신 근육을 이용한 근력 스트레칭 루틴으로, 매일 이 동작을 이어서 꾸준히 하는 것만으로 큰 도움이 됩니다.

아사나 동작을 취한 후 밸런스가 잡히고 나면 복식호흡을 천천히 깊게 합니다. 들이마실 때 배가 부풀어오는 느낌, 내쉴 때 몸에 공기가 하나도 남지 않는 느낌으로 호흡을 통해 몸의 독소 노폐물을 다 빼냅니다. 내쉬는 호흡에 동작을 좀 더 깊숙이 늘리거나 비틀고 내쉬는 호흡에 더욱 강화하는 이유는, 코어에 힘이 들어가 있을 때 운동 효과가 크고 부상도 예방할 수 있으며, 해당 부위의 자극이 깊이 올 수 있기 때문입니다. 각 동작당 30초~1분을 유지하고 반대 방향으로 넘어갑니다.

요가 동작을 할 때, 허리 등의 관절을 억지로 늘이려고 하지 마세요. 요가에서는 꼬리뼈를 생명력과 힘의 중요한 부분이라고 하는데. 모든 동작을 할 때마다 꼬리뼈를 이완시키는 느낌으로 코어를 잡고 척추 및 팔다리를 뻗어 에너지를 내도록 합니다.

그리고 요가는 유연하지 못한 사람들이 수련을 통하여 놀랍도록 유연해지는 과정입니다. 동작에 연연하지 말고, 그 동작에 이르려고 수행하는 과정에 집중하세요. 다른 생각을 모두 내려놓고 몸에 집중하면 마음도 몸도 한결 가벼워질 것입니다.

자세	효과
나무 자세	– 척추 근력 및 유연성 강화 – 허리, 엉덩이, 허벅지, 종아리 군살 제거 효과 – 발목 강화
삼각 자세	– 좌우 균형 맞춤 – 허벅지 근육 및 골반 근육 강화 – 허벅지 안쪽 살 정리
전사 자세	– 척추 및 어깨 골격 교정 – 하체 강화 & 힙업 – 발목, 종아리, 무릎 강화
선 활 자세	– 좌우 불균형 개선 – 어깨, 등 결림 해소 – 집중력, 인내력 향상 – 내장 기능 강화 – 하체 근력 강화 – 장요근과 대퇴부 부기 제거 – 다리 라인 맵시 향상
플랭크	– 코어 강화 (내복사근, 외복사근, 요방형근, 광배근, 대둔근, 중둔근)
니 푸시업 (Knee push-up)	– 가슴 탄력 향상 – 팔 탄력 향상 – 코어 강화

**중기 스트레칭
나무 자세**

1. 오른발로 체중을 이동시키고 발바닥으로 체중을 실어 바닥에 밀착. 왼손으로 왼쪽 발목 잡기
2. 왼발을 위로 당겨 오른쪽 다리 안쪽에 발바닥을 대기
3. 가능한 만큼 왼발 뒤꿈치를 아래로 향하게 하고 사타구니 안쪽을 밀어주기
4. 골반 중앙이 오른발 위로 위치하도록 정렬을 맞추고 양손을 모아 골반을 중앙에 위치하여 바닥과 평행이 되도록 한 후, 꼬리뼈가 바닥을 향해 내려가도록 하는 느낌으로 자세를 30초~1분간 유지하기
5. 시선은 눈의 힘을 풀어 멀리 내려다보기
6. 같은 방법으로 반대편도 실시

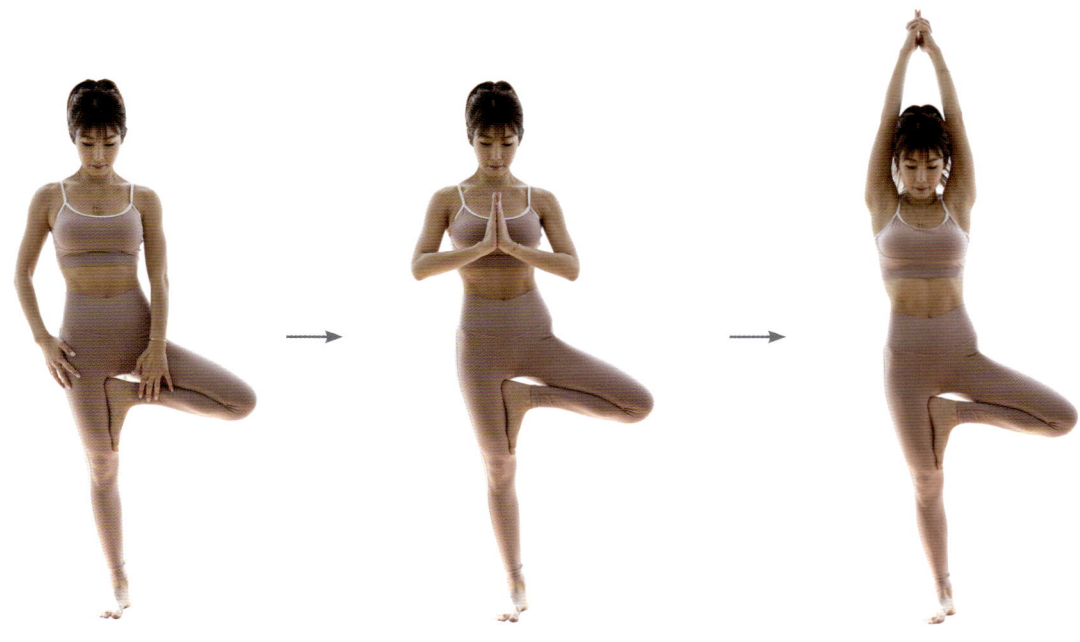

**중기 스트레칭
삼각 자세**

1. 골반 너비의 두 배 정도로 벌려 서서 오른발을 오른편을 향해 턴 아웃 하기
2. 내쉬는 하체가 흔들리지 않도록 강하게 힘을 주고 내쉬는 숨에 상체를 오른쪽으로 기울여주기
3. 손으로 손바닥을 잡거나 종아리 부분에 걸치거나, 무릎을 잡아 자신의 유연성에 맞게 위치하기
4. 반대 손은 천장을 향하여 쭉 뻗어 시선도 함께 천장 보기
5. 30초~1분간 깊은 호흡 후, 들이쉬는 호흡에 상체를 일으켜 주기. 골반은 항상 틀어지지 않게 정면을 바라볼 수 있도록 꼬리뼈를 앞으로 말아주며 골반 잡아주기
6. 같은 방법으로 반대편도 실시

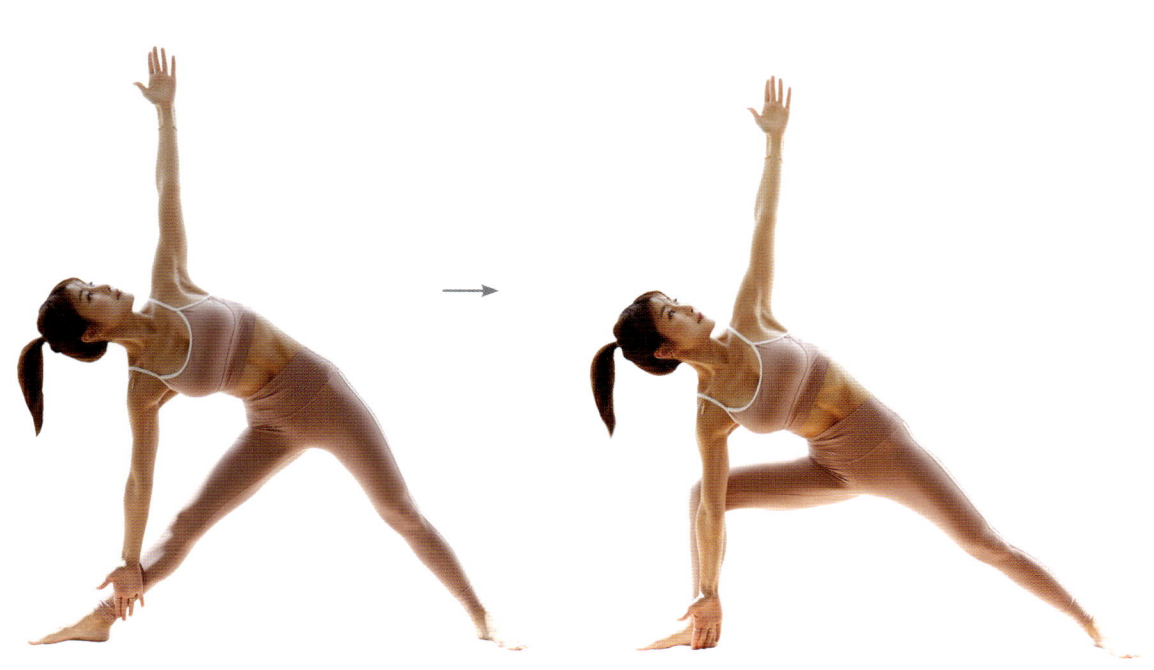

중기 스트레칭
전사 자세

1. 매트의 방향대로 앞뒤로 넓게 서서 뒷발 각도를 몸과 60도 정도 되게 발가락을 밖으로 아웃하고, 발바닥 전체 새끼발가락까지 강하게 바닥에 밀착시키고 앞쪽 무릎을 90도로 굽혀주기
2. 양손 머리 위에서 합장 후 내쉬는 숨에 꼬리뼈를 안쪽으로 말아 척추가 쭉 펴지는 느낌을 느끼기
3. 이때, 양쪽 다리 모두 같은 무게로 버틸 수 있도록 하고, 골반과 꼬리뼈가 정 중앙으로 오도록 하기
4. 허리를 꺾지 말고 꼬리뼈가 안쪽으로 말리듯 힘주기
5. 시선은 눈의 힘을 풀어 멀리 내려다보기
6. 밸런스를 하체의 힘으로 강하게 잡고, 후굴 자세를 시도하여 가슴을 더 많이 열어 산소를 깊게 마시기(무리하지 않는 것이 중요)

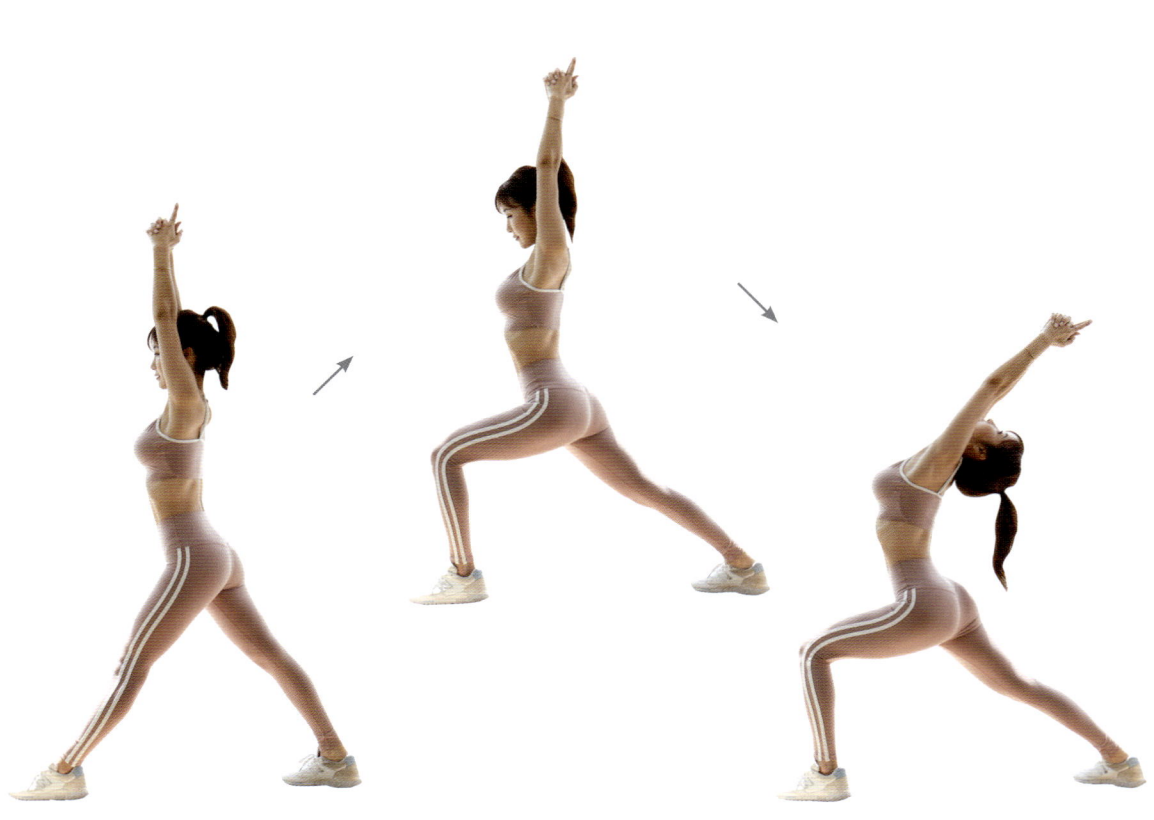

중기 스트레칭
선 활 자세

1. 나란히 선 상태에서 오른발 무릎을 구부려 오른손으로 발 날 안쪽 혹은 바깥쪽을 잡기(발 날 안쪽과 바깥쪽을 번갈아 가며 잡고 수련해도 좋음. 포인트는 골반과 허벅지가 바닥과 수평이 되도록 골반 잡아주기)
2. 왼발 바닥 전체로 바닥을 강하게 접착하여 왼팔을 어깨선상 혹은 하늘로 뻗기
3. 상체를 앞으로 숙이며 구부린 다리를 손과 함께 뒤쪽으로 밀며 다리를 올리기
4. 시선은 변형에 따라 다르지만 본 동작은 정면을 향하기
5. 30초~1분간 깊은 호흡 후, 들이쉬는 호흡에 상체를 일으키기
6. 천천히 발을 원위치로 와서 같은 무게로 바닥에 선 후 반대편도 실시

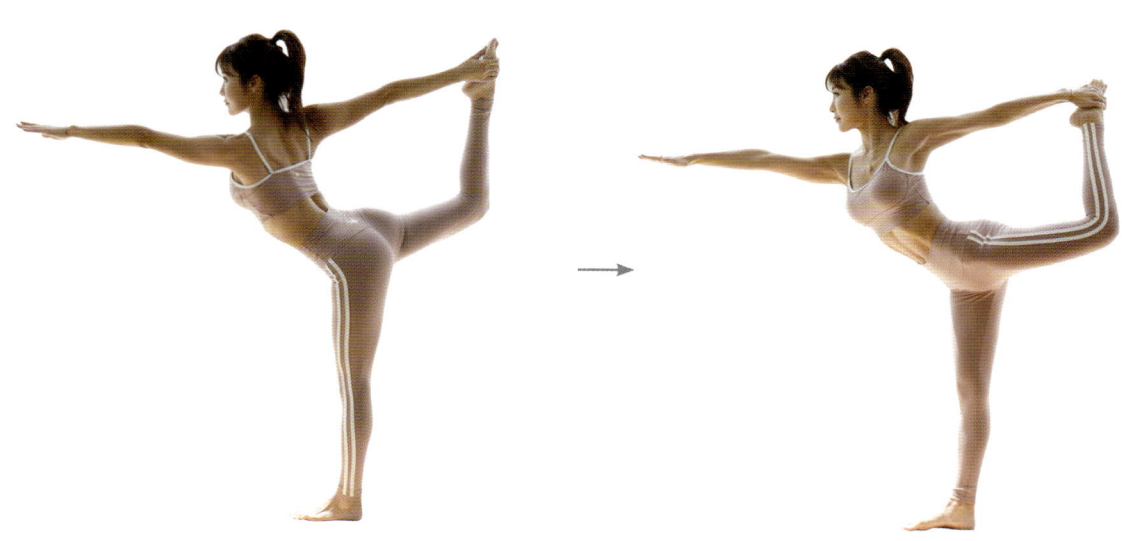

**중기 워밍업
플랭크**

매트 위에 팔꿈치를 어깨선상에 내려오는 위치로 엎드려 겨드랑이 힘으로 상체를 버티고, 양발은 골반 너비로 무릎을 편 상태로, 귀-어깨-골반 측면-복숭아뼈가 옆에서 봤을 때 일직선상에 놓이도록 코어 힘을 주고 호흡은 편하게 지속하며 버티기.

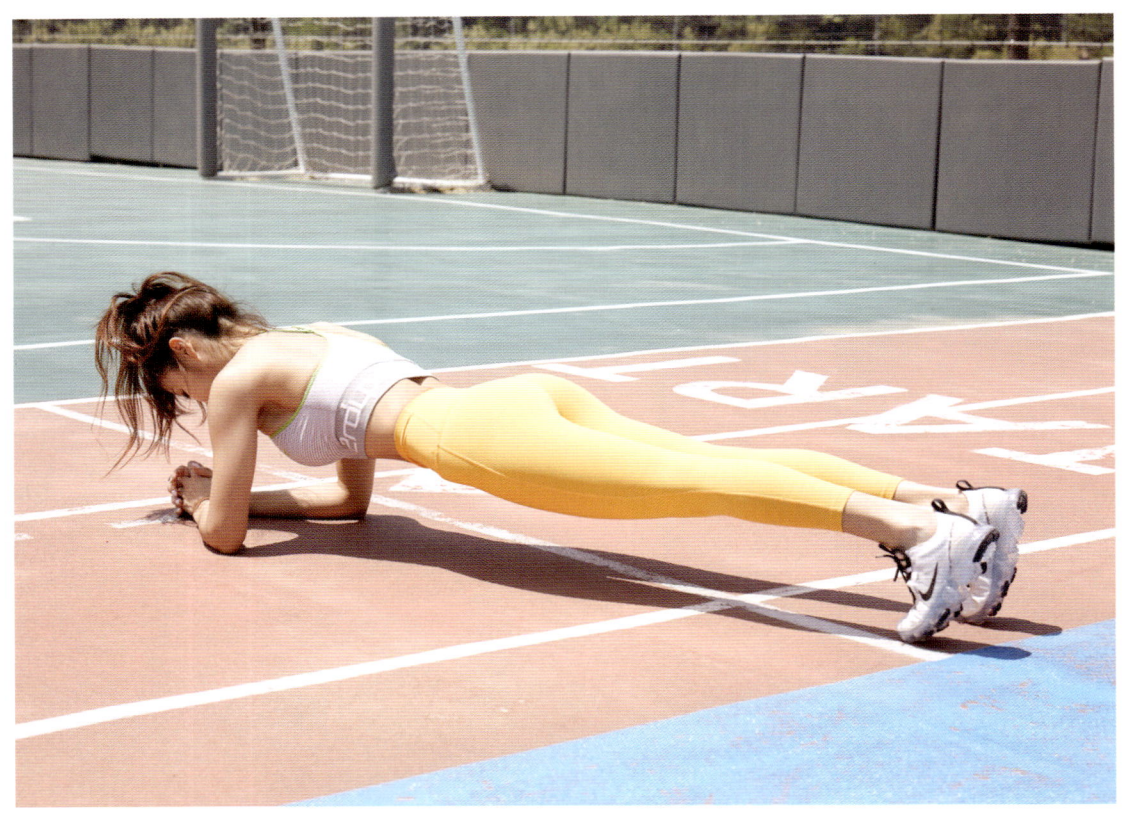

중기 워밍업
니 푸시업

양손 어깨너비로 매트를 짚고 무릎을 매트에 위치한다. 상체는 일직선으로 곧게 편 상태에서 팔꿈치를 구부려 가슴근육을 충분히 이완시킨 후 가슴근육을 수축시키며 그 힘으로 팔꿈치를 편다. 호흡은 상체를 들어 올릴 때 내쉬기.

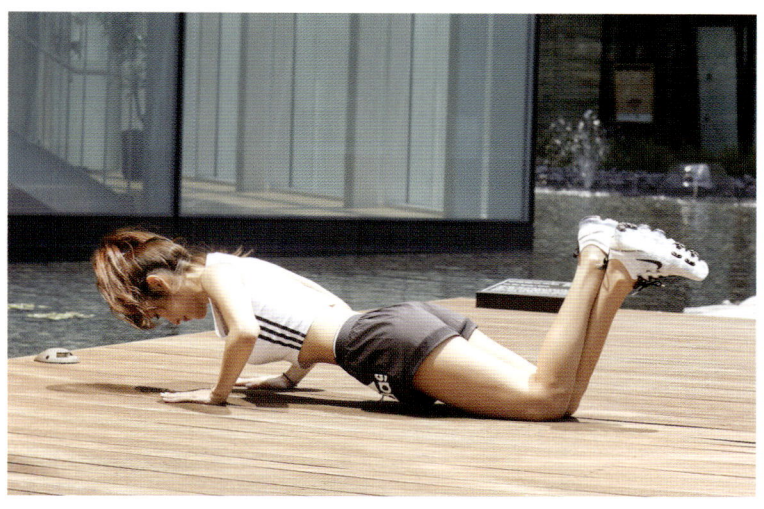

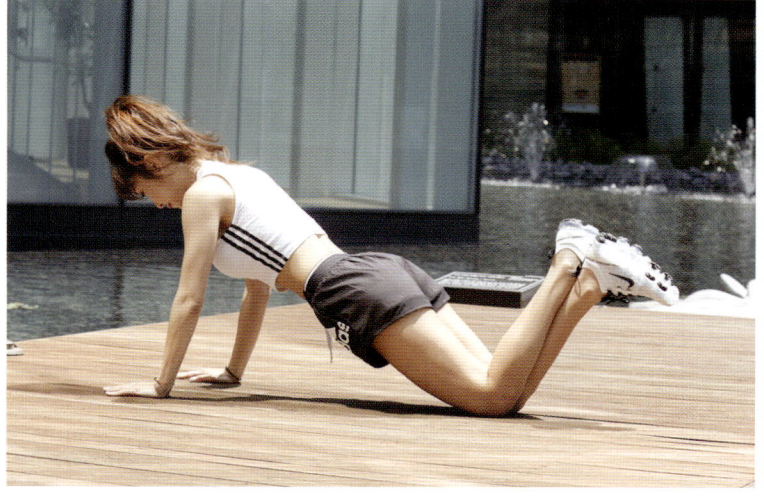

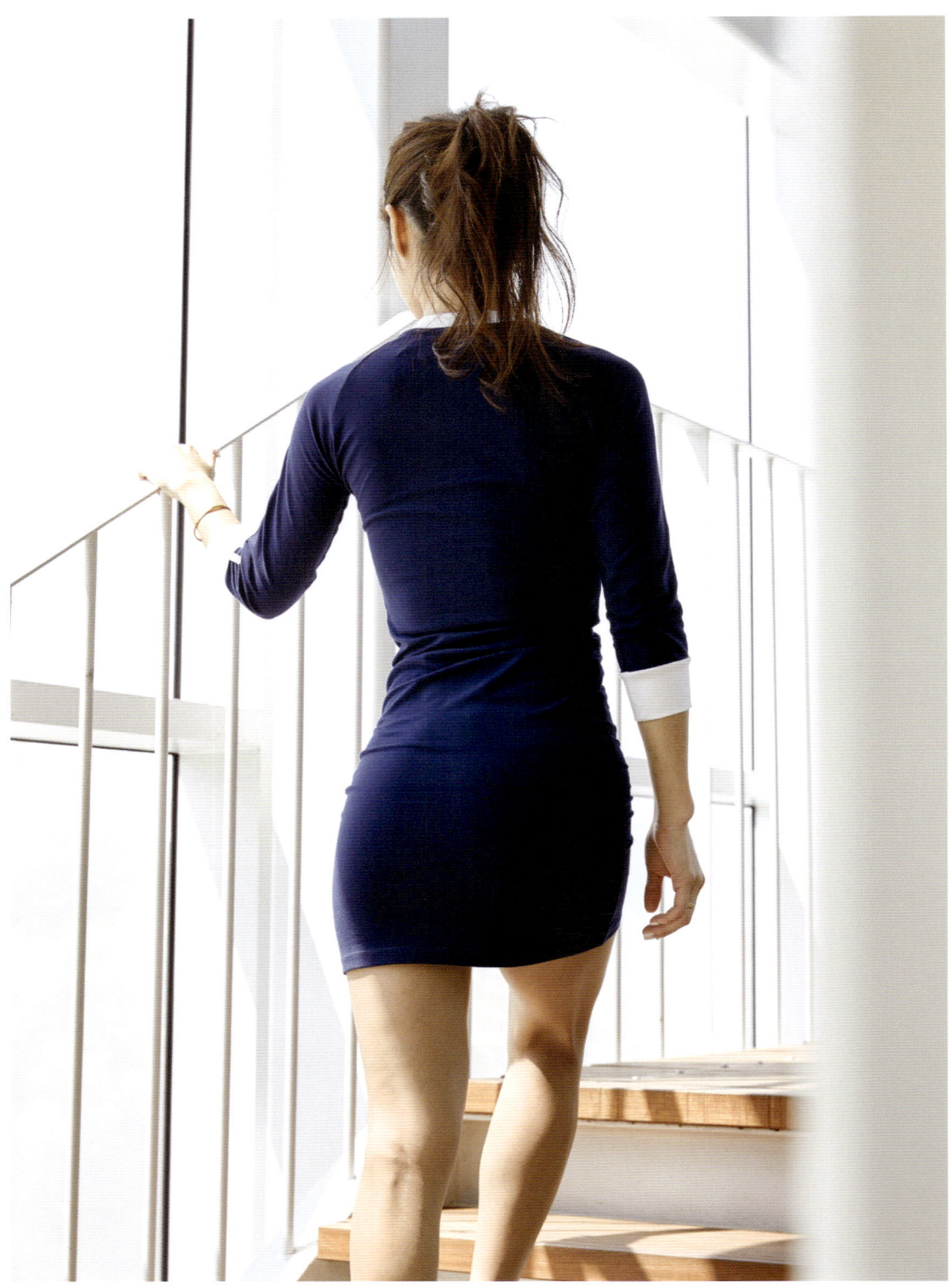

PART 2

본 운동(부위별)

이제 충분한 워밍업이 되어 몸에서 열과 땀 그리고 운동 욕구까지 뿜어져 나온다면 본 운동을 시작합니다.

01

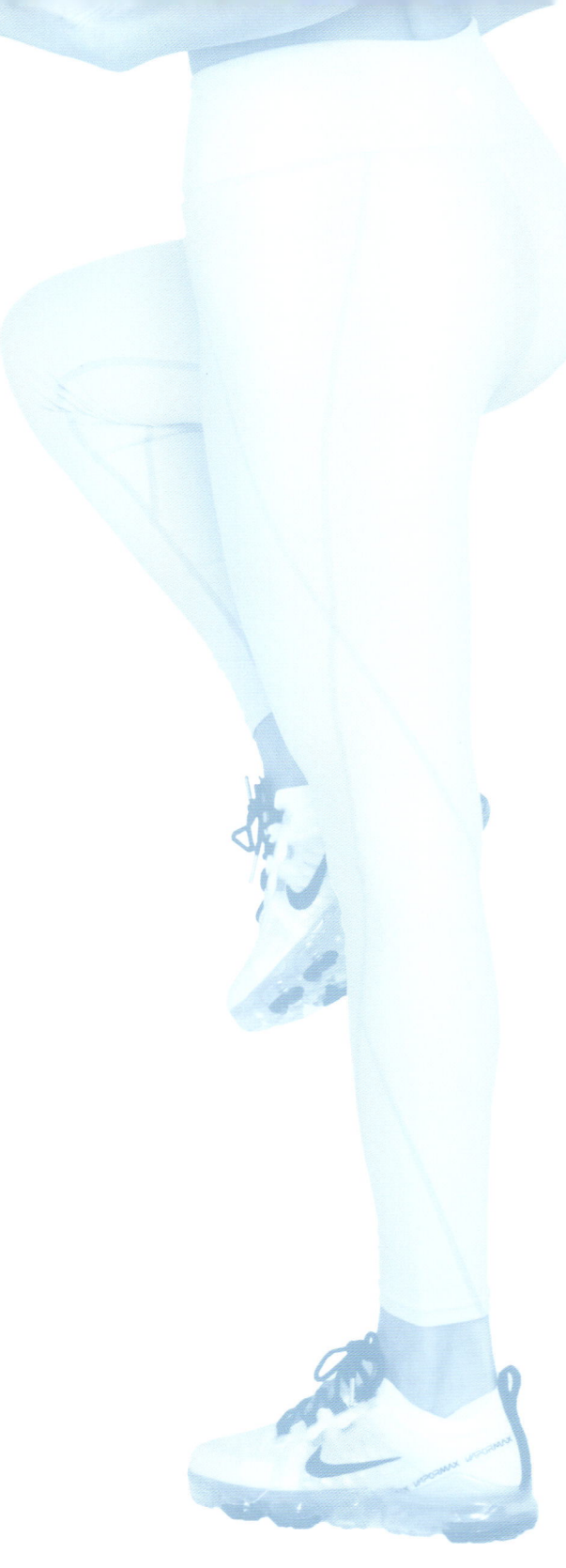

1. 힙 운동

2. 하체(힙) 운동

3. 가슴 운동

4. 등 운동

5. 팔 운동

6. 어깨 운동

7. 복부 코어 운동

힙 운동 1

덩키 킥

초보자 15회 3세트 | **중급자** 25회 3세트

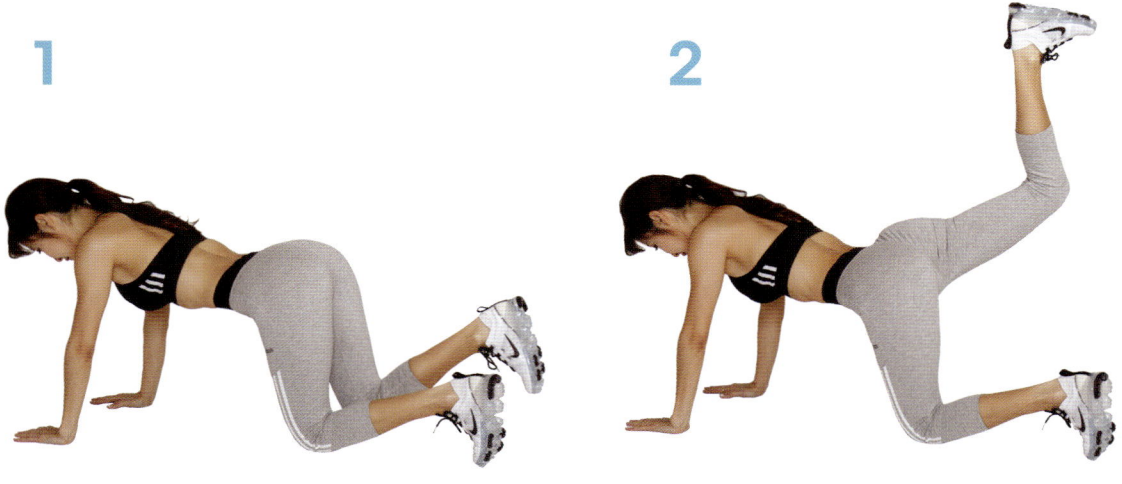

운동 방법

1. 탑테이블 자세에서 복근에 힘줘서 허리가 꺾이지 않도록, 양손 겨드랑이를 누르며 상체 고정하기
2. 오른쪽 무릎을 구부린 상태로 엉덩이를 이완시키고 오른발 뒤꿈치로 천장을 밀어 올리듯 엉덩이 근육 수축시키기
3. 호흡은 엉덩이 근육이 수축할 때(=발이 위로 올라갈 때) 내쉬기

주의할 점

- 복근에 힘줘서 허리가 꺾이지 않게 하기.
- 엉덩이 자극을 주고 집중해서 다리 올리기. (초보자는 다리를 많이 올리지 않고, 엉덩이 이완 수축에 집중하기)

힙 운동 2

힙 익스텐션

초보자 15회 3세트 | **중급자** 25회 3세트

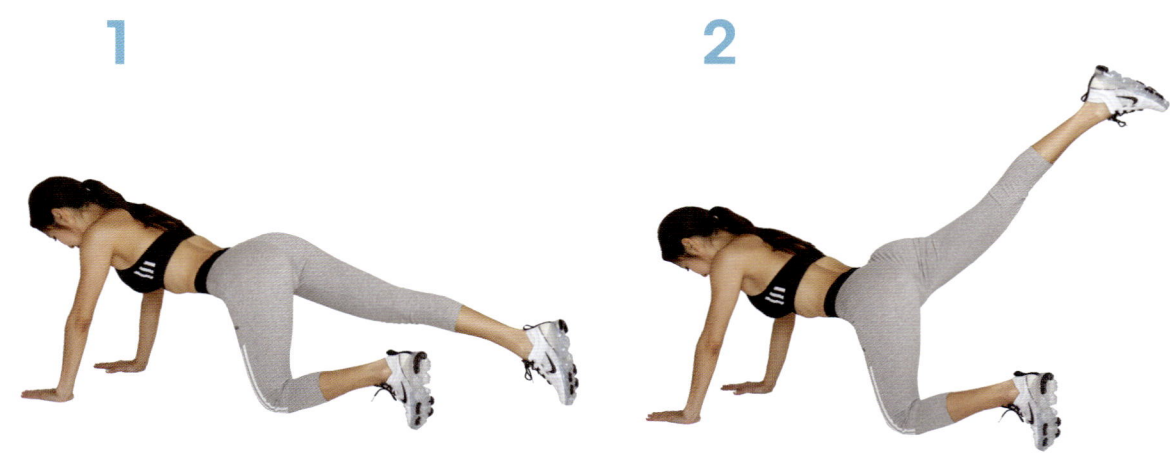

운동 방법

1. 탑테이블 자세에서 복근에 힘줘서 허리가 꺾이지 않도록, 양손 겨드랑이를 누르며 상체 고정하기
2. 한쪽 다리를 뒤로 뻗은 후 둔근에 힘을 줘서 수축시키며 다리를 들어 올리기
3. 호흡은 엉덩이 근육이 수축할 때(=다리가 위로 올라갈 때) 내쉬기

주의할 점

- 복근에 힘주고 허리가 꺾이지 않게 하기.
- 엉덩이 자극 집중해서 다리 올리기. (초보자는 다리를 많이 올리지 않고, 엉덩이 이완 수축에 집중하기)

힙 운동 3

힙 서클

초보자 15회 3세트 | **중급자** 25회 3세트

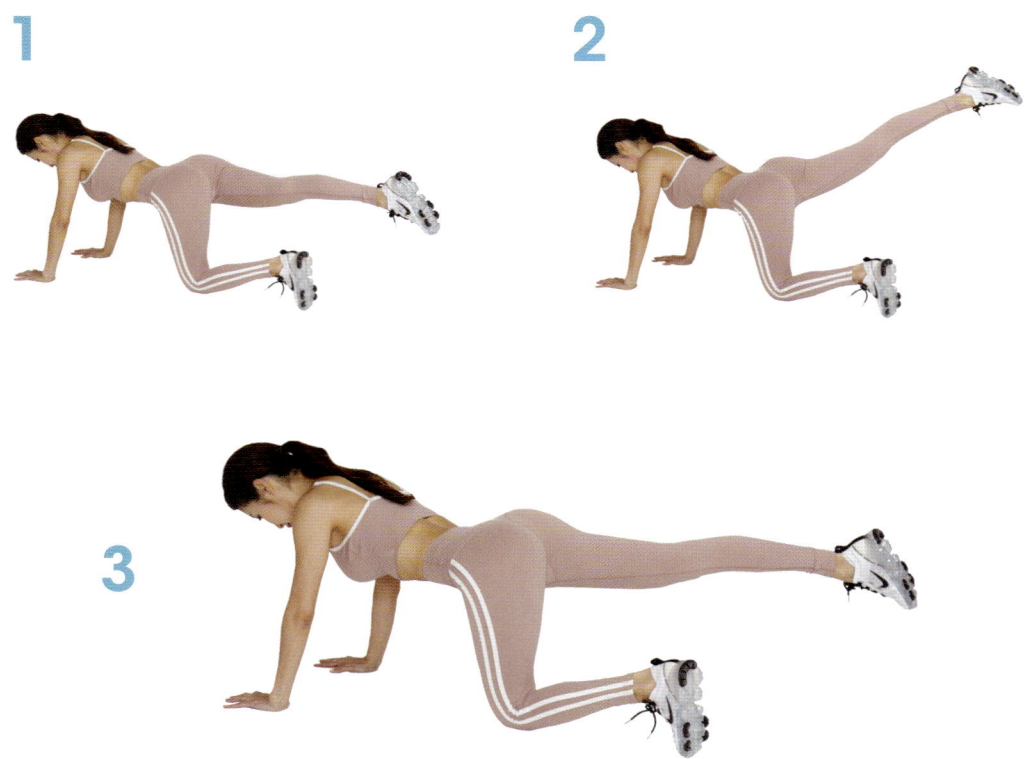

운동 방법

1️⃣ 탑테이블 자세에서 복근에 힘줘서 허리가 꺾이지 않도록, 양손 겨드랑이를 누르며 상체 고정하기

2️⃣ 한쪽 다리를 뒤로 뻗은 후 중둔근의 힘을 이용하여 다리로 시계 반대 방향으로 큰 원을 그리기

3️⃣ 호흡은 다리가 높게 위치해 있을 때 내쉬기.

주의할 점

- 복근에 힘줘서 허리가 꺾이지 않게 하기.

힙 운동 4

힙 쓰러스트

초보자 15회 3세트 | **중급자** 25회 3세트

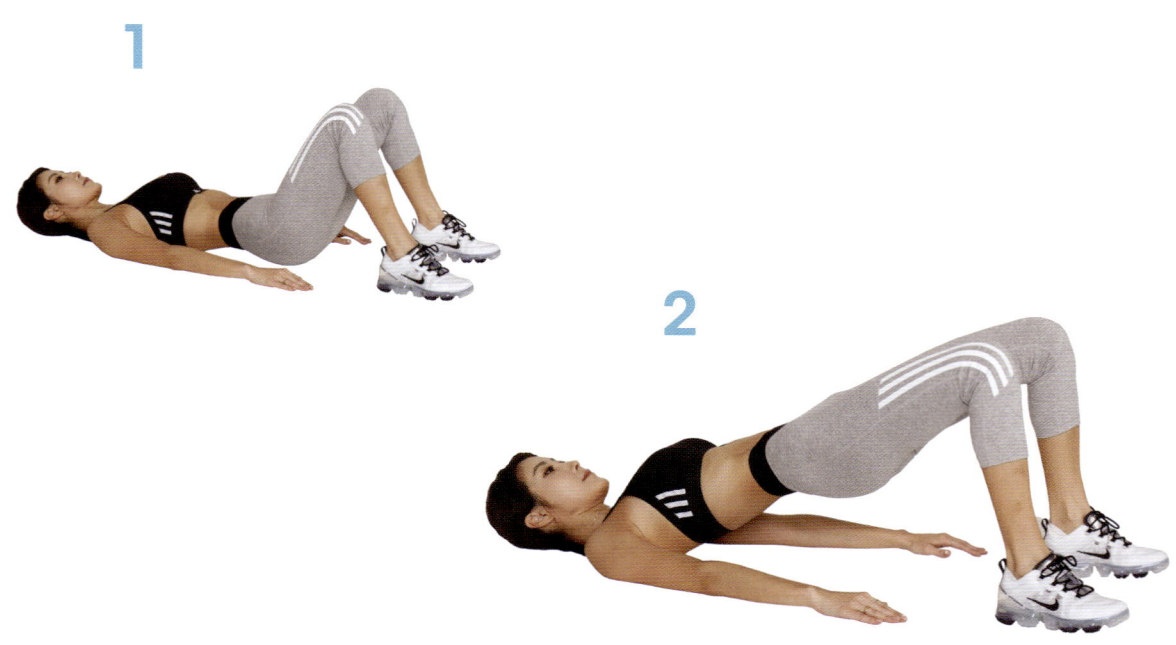

운동 방법

1. 천장을 보고 누운 자세에서 골반 너비로 양쪽 무릎 세우기
2. 발뒤꿈치로 바닥을 누르듯 하고 둔근의 힘으로 힙을 들어 올리기
3. 호흡은 힙을 올릴 때 즉, 둔근이 수축될 때 내쉬기

주의할 점

- 허리의 힘이 아닌, 힙 근육의 움직임에 집중하기.
- 무릎에 통증이 있으면, 발의 각도(V자 형태) 컨트롤하기.

힙 운동 5

힙 익스텐션 어브덕션

초보자 15회 3세트 | **중급자** 25회 3세트

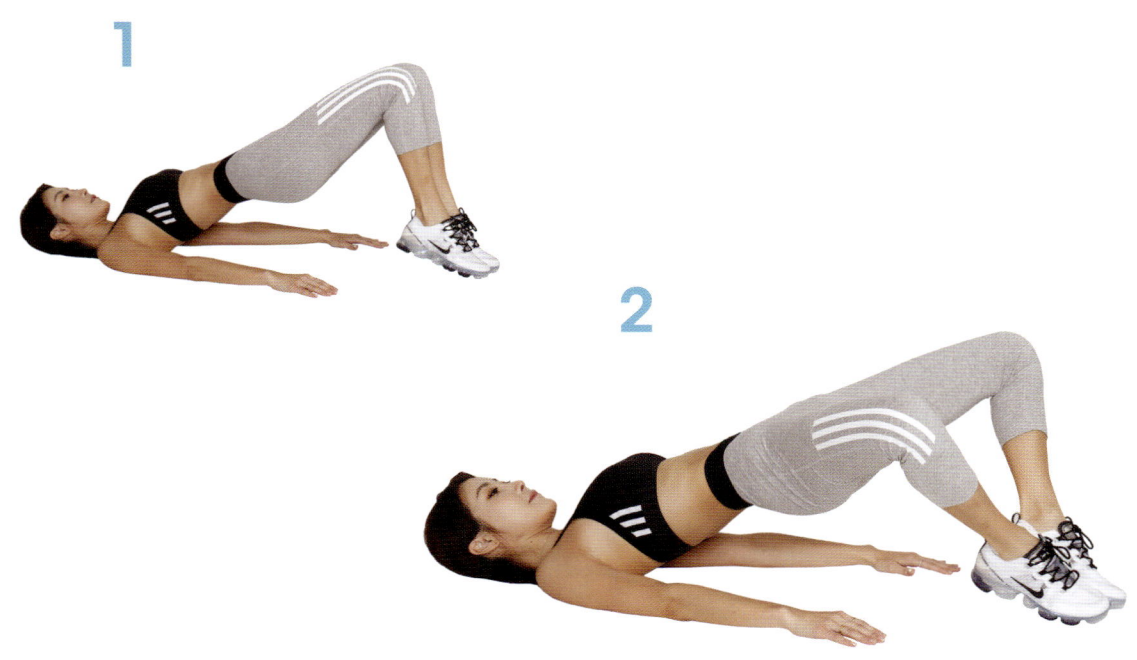

운동 방법

1. 천장을 보고 누운 자세에서 다리를 모아 무릎 세우기
2. 발뒤꿈치가 붙어 있도록 유지한 채, 중둔근의 힘으로 다리 벌리기
3. 호흡은 다리를 벌릴 때 중둔근이 수축할 때 내쉬기

주의할 점

- 복부와 힙의 긴장을 풀지 않고 유지하며 중둔근의 이완 수축에 집중하기.

02

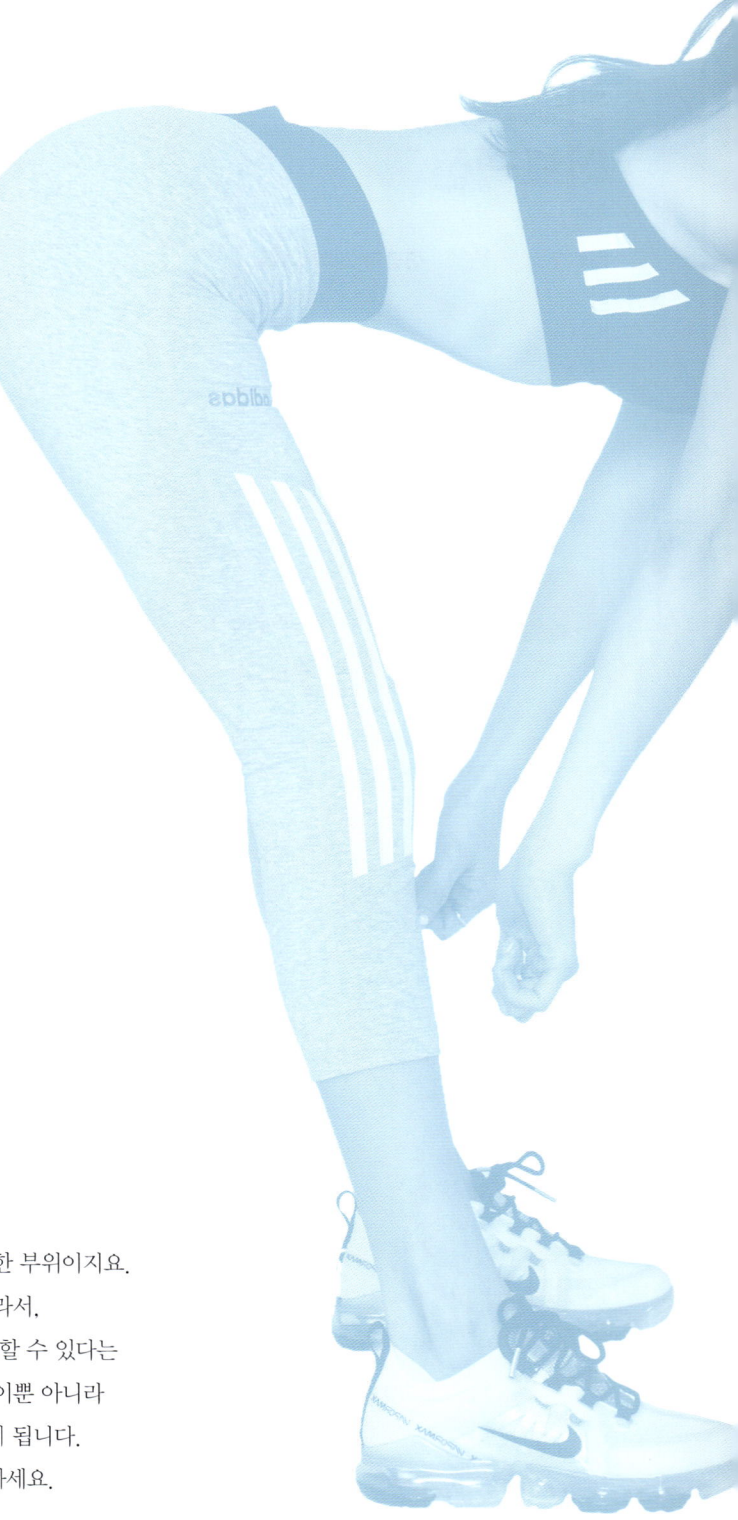

1. 힙 운동
2. 하체(힙) 운동
3. 가슴 운동
4. 등 운동
5. 팔 운동
6. 어깨 운동
7. 복부 코어 운동

'닥치고 스쿼트'란 말이 괜히 있는 것이 아닙니다.
우리 몸의 가장 큰 근육군의 하나인 대퇴부!!
다이어트와 근력 트레이닝에서 빼놓을 수 없는 중요한 부위이지요.
대사 작용에서 노폐물이 가장 축적되기 쉬운 부분이라서,
평소 꾸준히 대퇴부 운동을 하면 각종 성인병을 예방할 수 있다는
연구 결과도 있습니다. 스쿼트와 데드리프트는 엉덩이뿐 아니라
척추기립근을 단련시켜 줌으로 척추 건강에도 도움이 됩니다.
단, 정확한 자세와 본인에 맞는 무게와 횟수로 운동하세요.

하체(힙) 운동 1
사이드 레그레이즈

초보자 15회 3세트 | **중급자** 25회 3세트

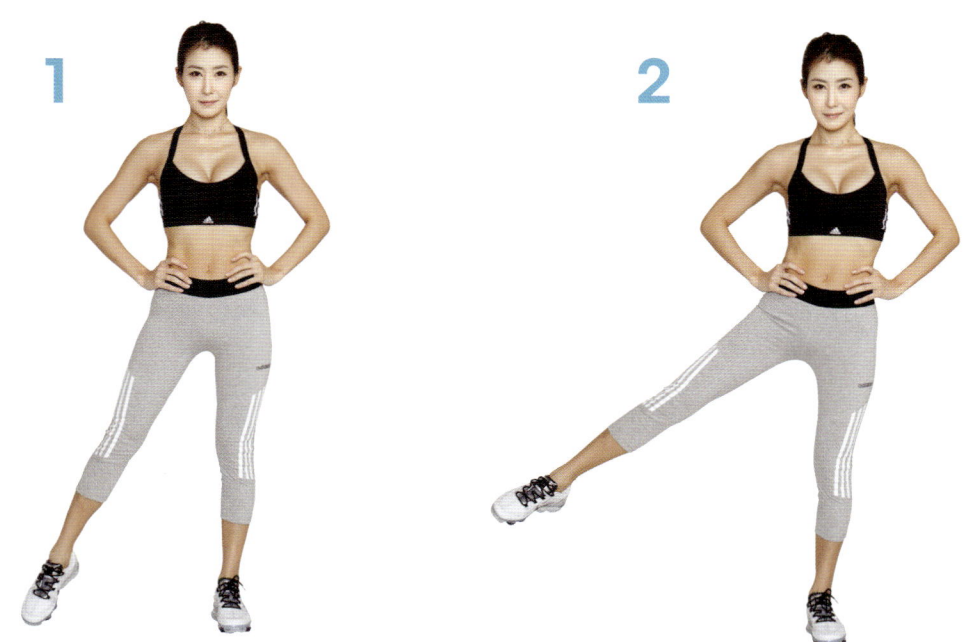

운동 방법

1. 스쿼트 자세에서 체중을 한쪽 다리에 싣고 반대편 다리를 살짝 옆으로 들어 밸런스 잡고 준비하기
2. 코어에 힘주고, 들고 있는 쪽 바깥쪽 다리와 중둔근에 집중하며 천천히 들어 올려 2초간 유지 후 내려오기
3. 호흡은 다리를 올릴 때 내쉬기

주의할 점

- 코어를 잘 잡아 흔들리지 않도록 밸런스를 잡기.
- 다리를 차는 것이 아니라, top에서 잠시 머무는 느낌으로 근육의 이완 수축에 집중하기.

하체(힙) 운동 2
스쿼트

초보자 15회 3세트 | **중급자** 25회 3세트

초보자 TIP
의자 스쿼트, 벽 스쿼트로 자세 교정

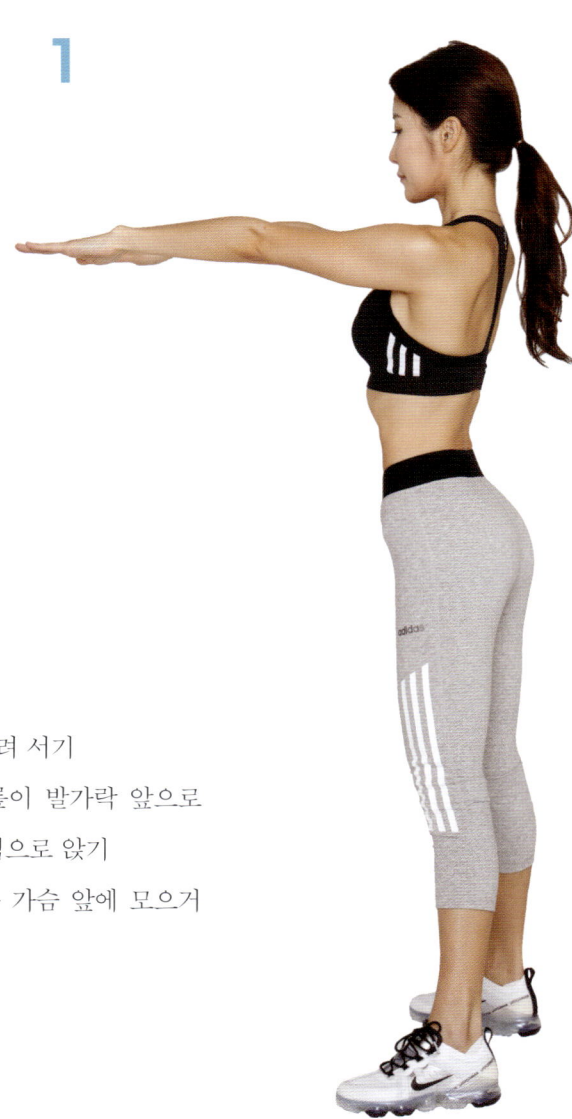

1

운동 방법

1. 양다리를 본인의 골반 너비보다 한 발짝 벌려 서기
2. 가슴이 정면을 향하도록 한 상태에서 무릎이 발가락 앞으로 나가지 않도록 엉덩이를 뒤로 쭉 뺀다는 느낌으로 앉기
3. 양손은 무게중심을 잡는 데 도움이 되도록 가슴 앞에 모으거나 앞으로나란히 하기

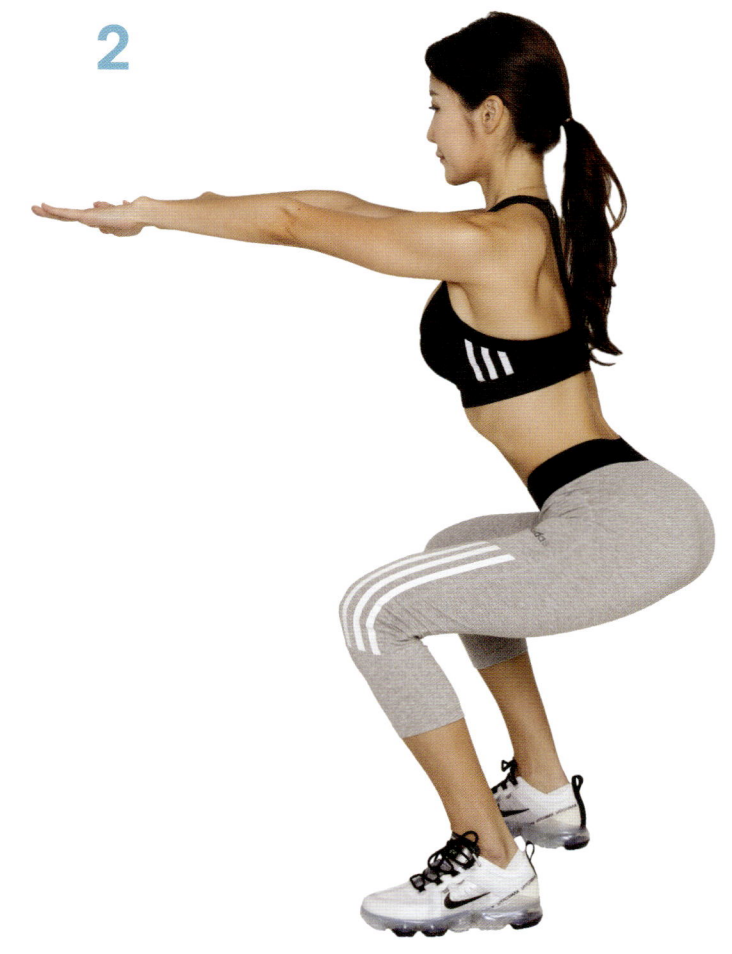

운동 방법

4. 일어설 때 무게중심을 발뒤꿈치로 실어 엉덩이＋대퇴부 후면 자극에 집중하며 일어나 양쪽 둔근이 안으로 붙도록 괄약근까지 힘주기
5. 호흡은 앉을 때 들이쉬고, 일어설 때 내쉬기.

주의할 점

- 허리가 숙어지거나 젖혀지지 않도록 코어 잡기.
- 앉을 때 무릎이 발가락 앞으로 나가지 않도록 양손을 앞으로 뻗어 중심을 잡고 엉덩이는 최대한 뒤로 하기.
- 일어설 때 양쪽 무릎이 안쪽으로 모이지 않도록, 허리의 반동으로 일어나지 않도록 하기.
- 처음부터 깊게 앉을 필요 없으므로, 조금 앉더라도 하체 힙 자극이 잘 올 수 있도록 바른 자세로 하기.

하체(힙) 운동 3
데드리프트

초보자 15회 3세트 | **중급자** 25회 3세트

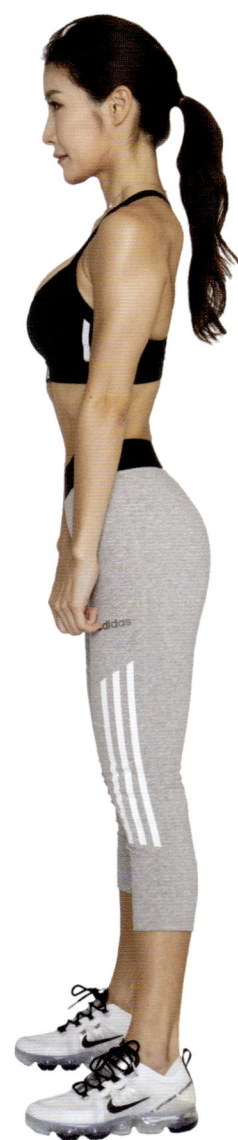

운동 방법

1. 양발 어깨너비 11자 만들기
2. 허리는 구부려지지 않되, 과신전 되지 않도록 복근에 힘주기
3. up 동작 시 발뒤꿈치로 바닥을 밀듯 올려 엉덩이+대퇴부 후면 자극 집중하기

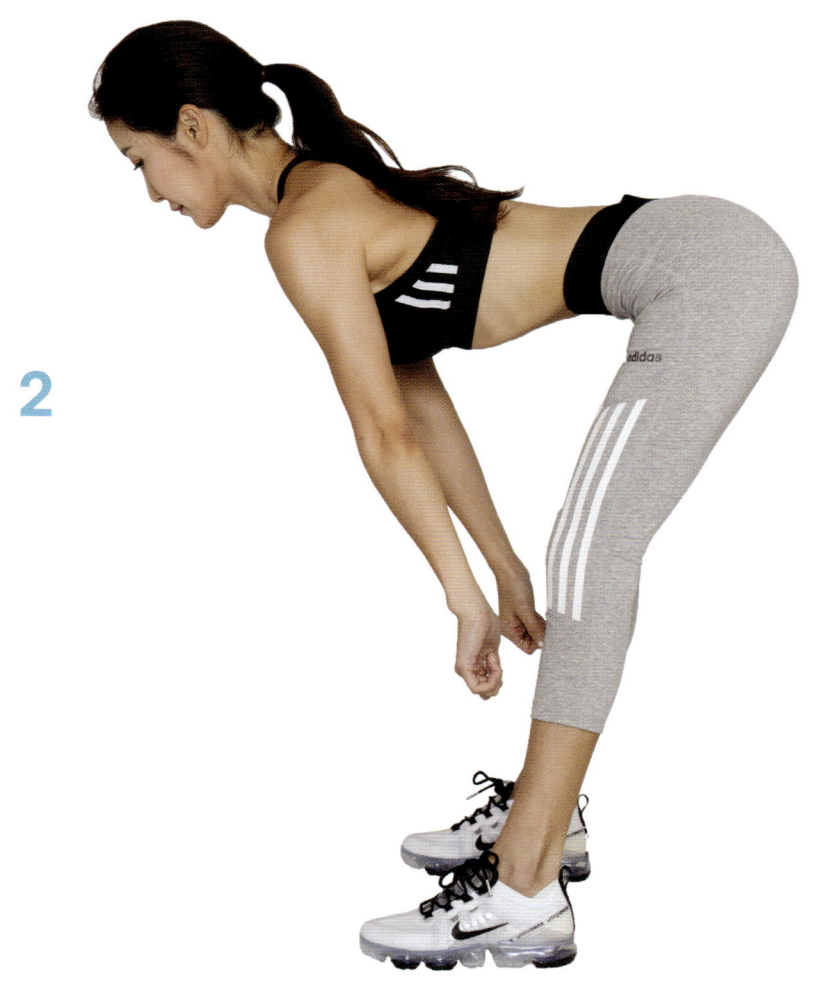

운동 방법

4️⃣ down 동작 시 양손을 바닥과 수직 방향으로 앞 허벅지를 따라 내리듯이 하기

5️⃣ 시선은 정면 or 거울 보기

6️⃣ 호흡은 올라올 때 내쉬기

주의할 점

- 코어에 힘줘서 허리가 젖혀지거나 구부러지지 않도록 하기.
- 몸의 후면 부분 전체의 자극에 집중하기.

하체(힙) 운동 4
와이드 스쿼트

초보자 15회 3세트 | **중급자** 25회 3세트

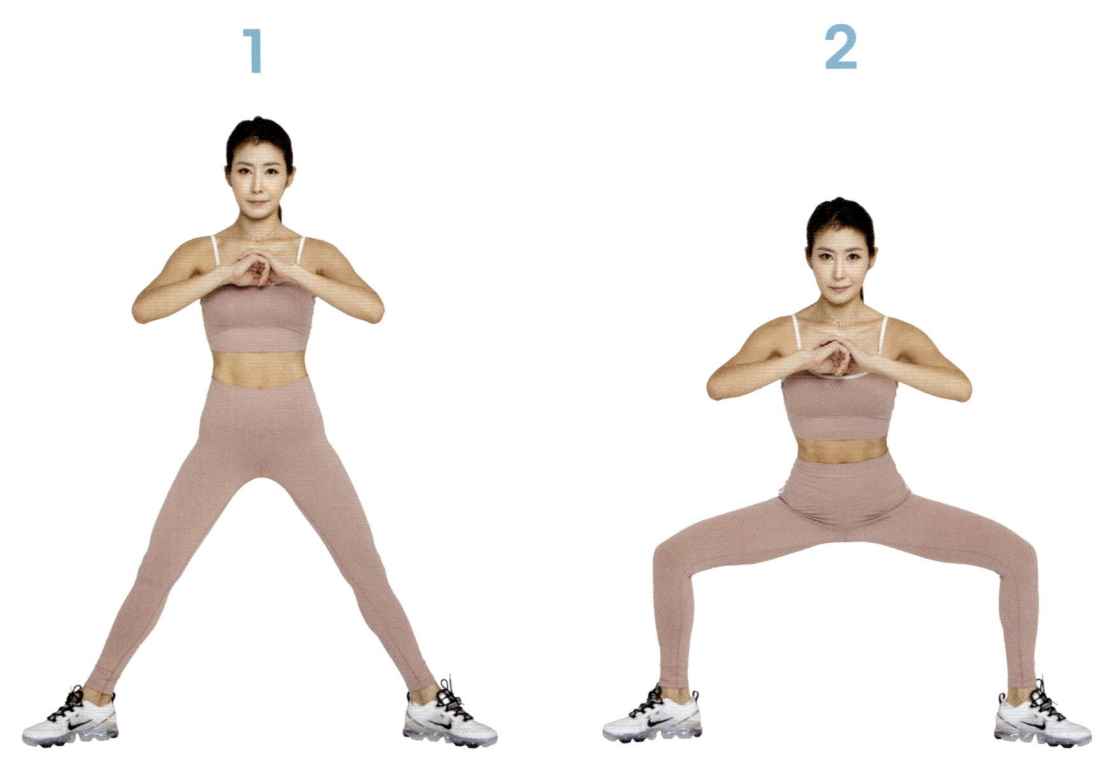

운동 방법

1. 양발을 어깨너비의 2배로 벌려 서기
2. 수직 방향으로 앉을 때, 무릎이 발가락과 수직선상에 놓이도록 유지하고, 무릎 구부려 앉기
3. 호흡은 일어설 때 내쉬기

주의할 점

- 일어설 때 무릎이 안쪽으로 모이지 않도록 하기.
- 안쪽 허벅지가 충분히 이완되도록 앉고, 일어설 때는 매트를 가르듯(종이 가운데를 양쪽으로 당겨 찢듯이) 벌리며 일어서기.

하체(힙) 운동 5
프론트 런지

초보자 15회 3세트 | **중급자** 25회 3세트

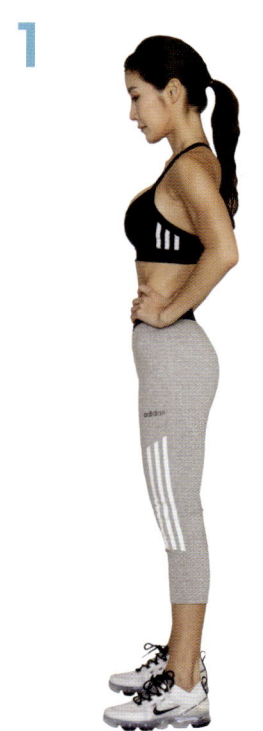

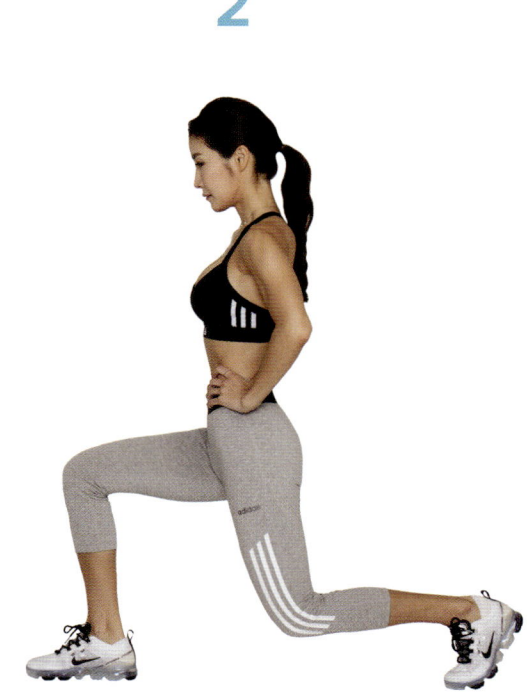

운동 방법

1. 바로 선 상태에서 큰 보폭으로 앞으로 한 발을 내딛기
2. 앞다리의 무릎이 발가락 앞으로 벗어나지 않도록, 90도 정도가 되도록 양쪽 무릎을 구부려 앉기
3. 호흡은 무릎을 구부렸다가 펼 때 내쉬기

주의할 점

- 보폭이 클수록 엉덩이 자극이 잘 오니, 집중하기.
- 일어설 때 앞쪽 발뒤꿈치를 꾹 누르며 서기.

하체(힙) 운동 6
사이드 스텝

초보자 15회 3세트 | **중급자** 25회 3세트

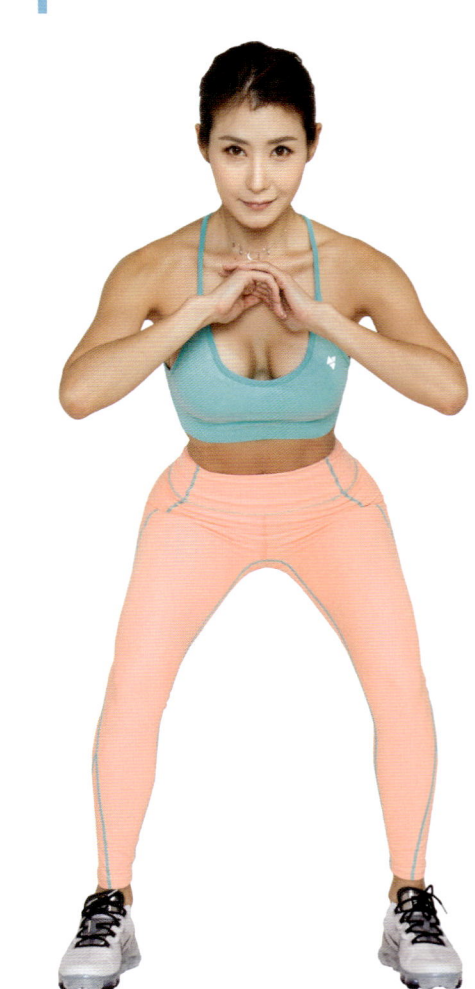

운동 방법

1. 양발 어깨너비 11자로 서서 무릎이 발가락 앞으로 벗어나지 않도록 엉덩이를 뒤로 빼고 앉기

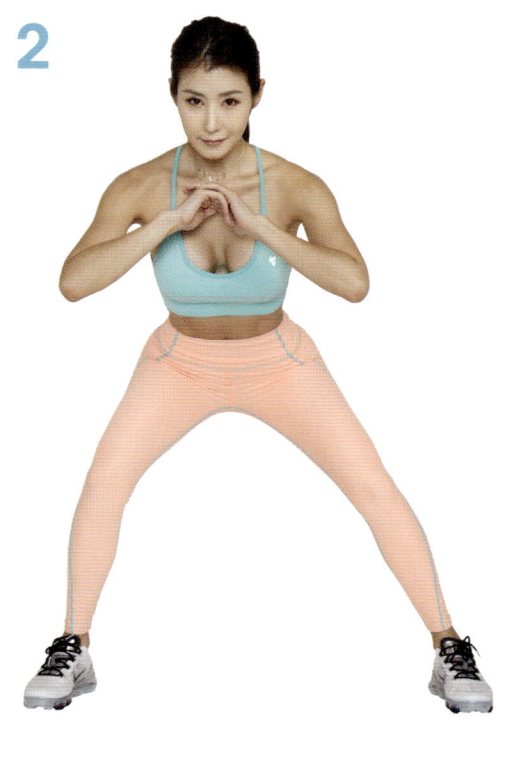
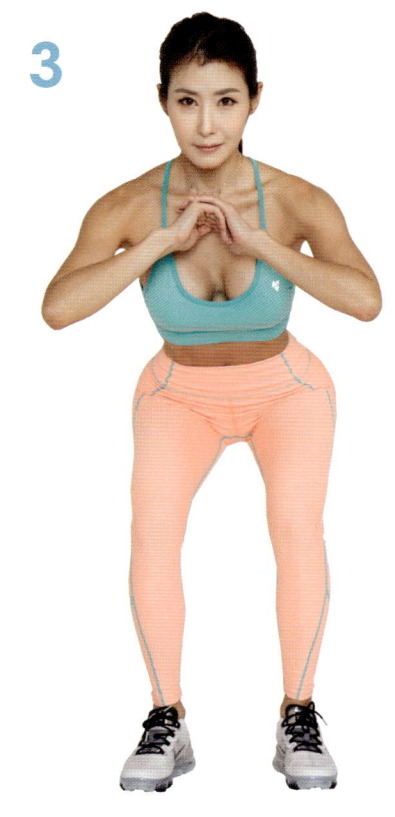

운동 방법

2 시선은 정면을 향하고, 오른쪽 방향으로 발뒤꿈치로 매트에 구멍을 내듯 누르며 3스텝 옆으로 이동한 후 왼쪽 방향으로 같은 방법으로 3스텝 이동하기

3 호흡은 발뒤꿈치를 꾹 누르며 스텝 할 때 내쉬기

주의할 점

- 발뒤꿈치를 누를수록 힙 자극이 오니, 집중하기.
- 코어를 잘 잡아서 흔들림이 없어야 운동하고자 하는 부위에 집중하기.

03

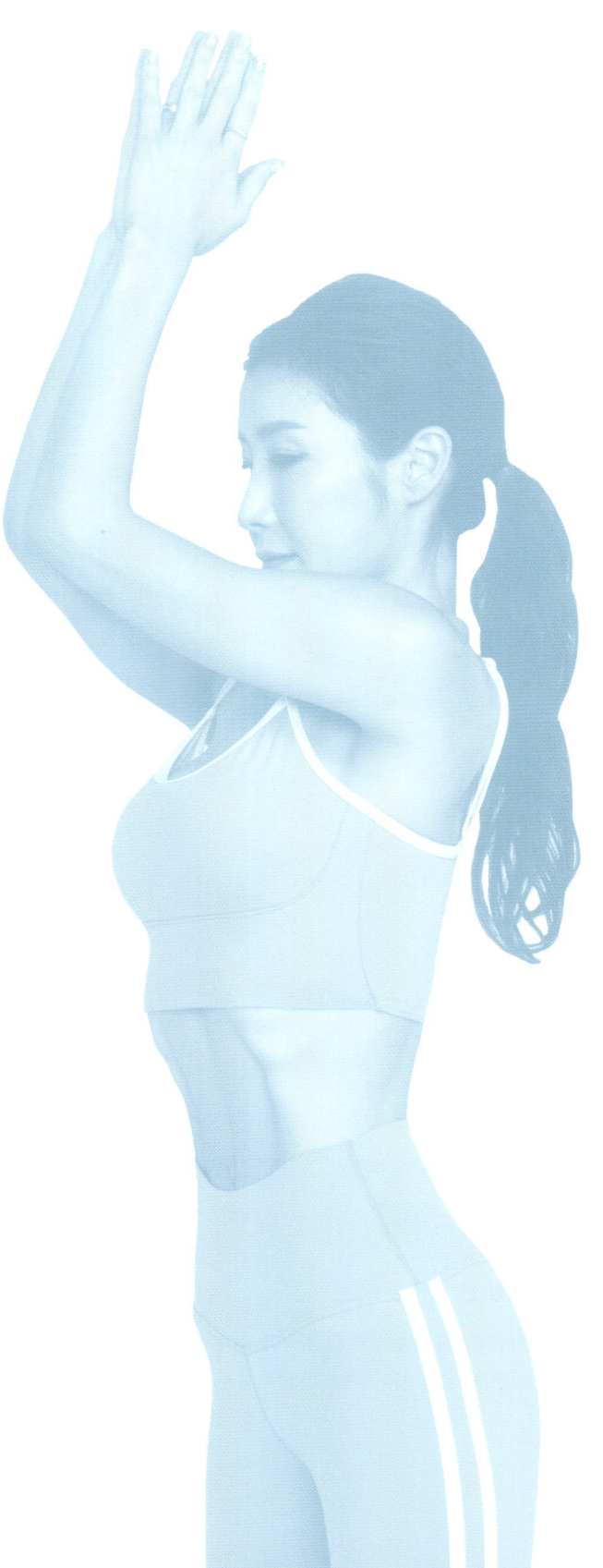

1. 힙 운동
2. 하체(힙) 운동
3. **가슴 운동**
4. 등 운동
5. 팔 운동
6. 어깨 운동
7. 복부 코어 운동

가슴 운동 1
니 푸시업

초보자 15회 3세트 | **중급자** 25회 3세트

초보자 변형 자세
무릎 푸시업 매트에
무릎을 대고 하세요.

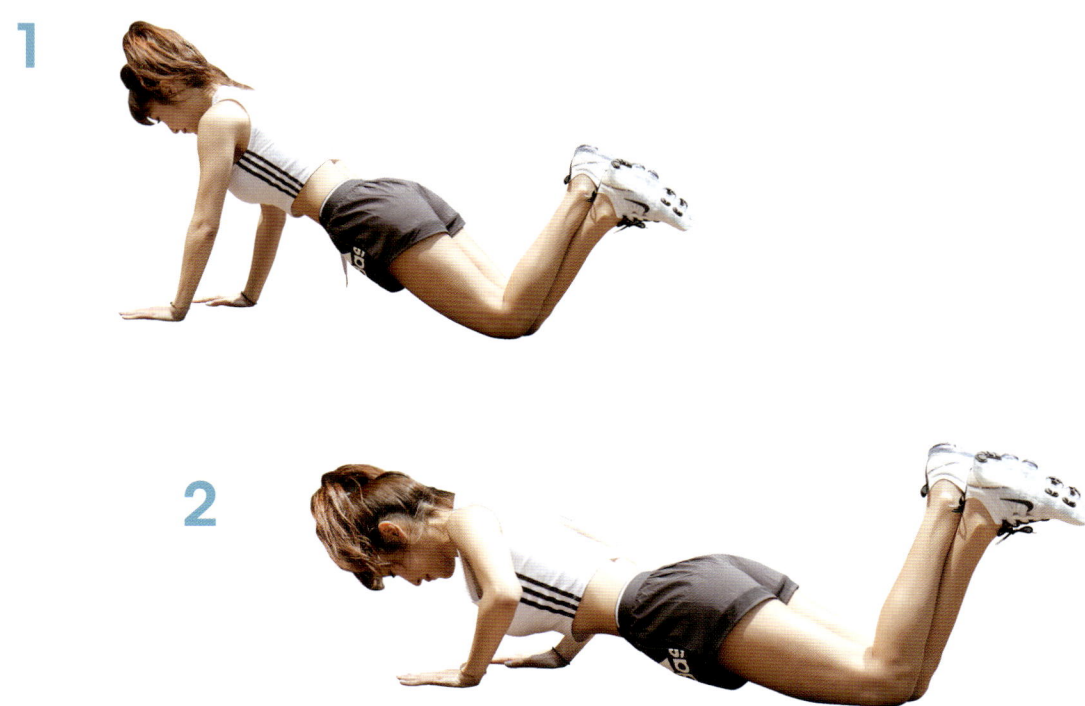

운동 방법

1. 플랭크 자세로 엎드려 무릎을 매트에 대고 양손을 통해 팔꿈치를 구부려 가슴근육을 이완시키기
2. 가슴 혹은 겨드랑이의 힘으로 상체를 들어 올리기
3. 호흡은 상체가 올라올 때 내쉬기

주의할 점

- 승모근의 개입을 최대한 줄이기 위해 어깨가 솟지 않게 하기.
- 코어에 힘을 줘서 허리가 젖혀지거나 구부러지지 않게 하기.

가슴 운동 2

체스트프레스

초보자 15회 3세트 | **중급자** 25회 3세트

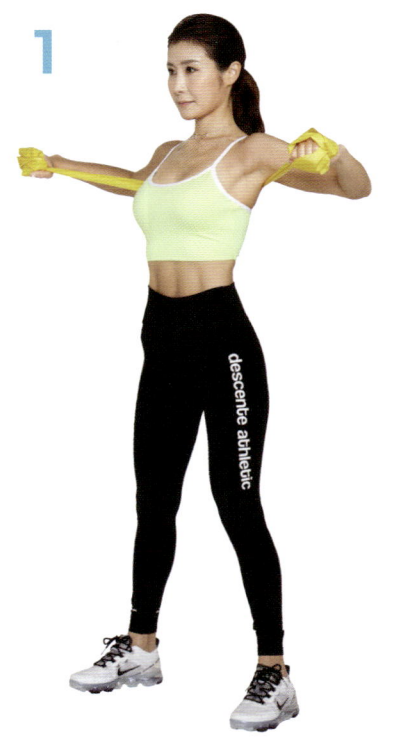
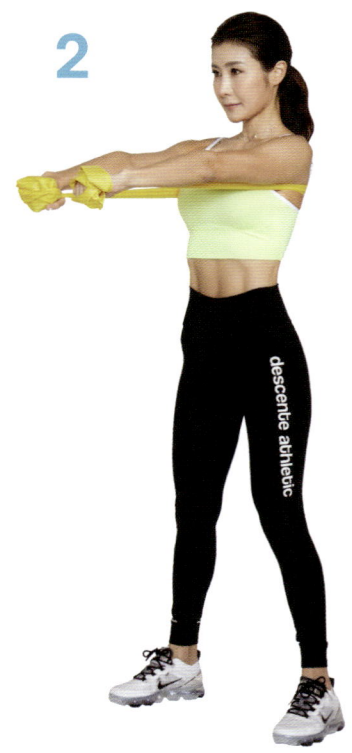

운동 방법

1. 양손 앞으로나란히 후, 팔꿈치가 밑으로 떨어지지 않도록 뒤로 구부리며 가슴근육을 이완시키기
2. 겨드랑이 부분에 힘을 주며 양손을 앞으로 쭉 뻗기
3. 호흡은 흉근이 수축되는 양손을 앞으로 뻗을 때 내쉬기

주의할 점

- 승모근의 개입을 줄이고 어깨관절 손상을 예방하기 위해 어깨가 솟지 않게 하기.

가슴 운동 3
체스트플라이

초보자 15회 3세트 | **중급자** 25회 3세트

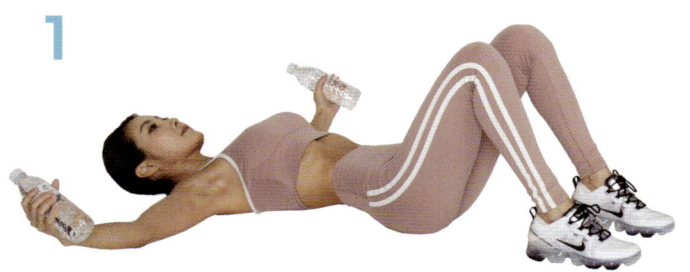

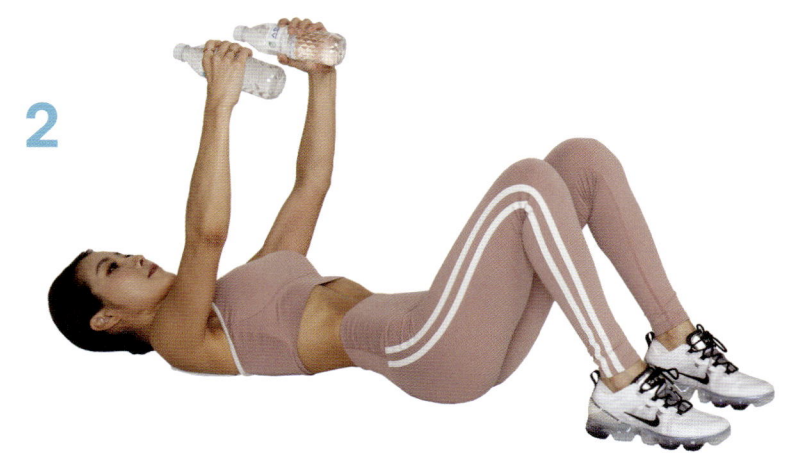

운동 방법

1. 양손을 어깨선상으로 벌려 가슴을 확장시키기
2. 겨드랑이에 힘줘서 흉근이 수축하도록 집중하며 양손 앞으로 모으기
3. 호흡은 양손을 앞으로 모으면서 내쉬기

주의할 점

- 승모근의 개입을 줄이고 어깨관절 손상을 예방하기 위해 어깨가 솟지 않게 하기.

가슴 운동 4

엘보 포워드 슬라이딩

초보자 15회 3세트 | **중급자** 25회 3세트

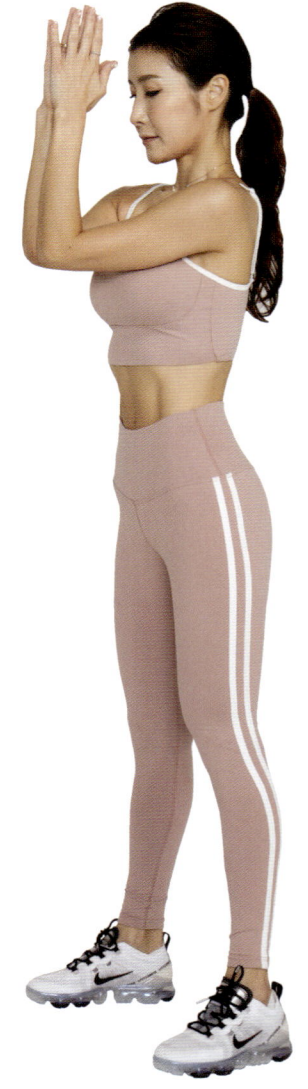

1

운동 방법

1 양쪽 팔꿈치를 가슴 앞으로 모아 붙이고 양손 모으기

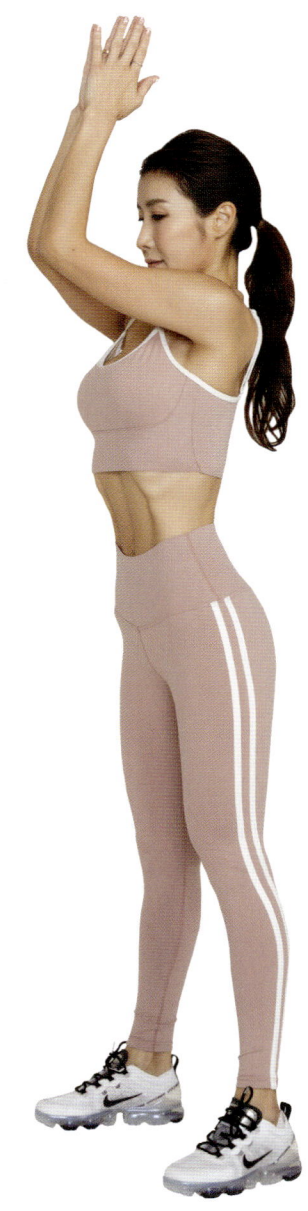

운동 방법

2. 팔꿈치가 분리되지 않는 선에서 양손을 이마 위까지 끌어올리기
3. 호흡은 양손이 위로 올라갈 때 내쉬기

주의할 점

- 승모근의 개입을 줄이고 가슴근육의 움직임에 집중할 수 있게 어깨가 솟지 않게 하기.

04

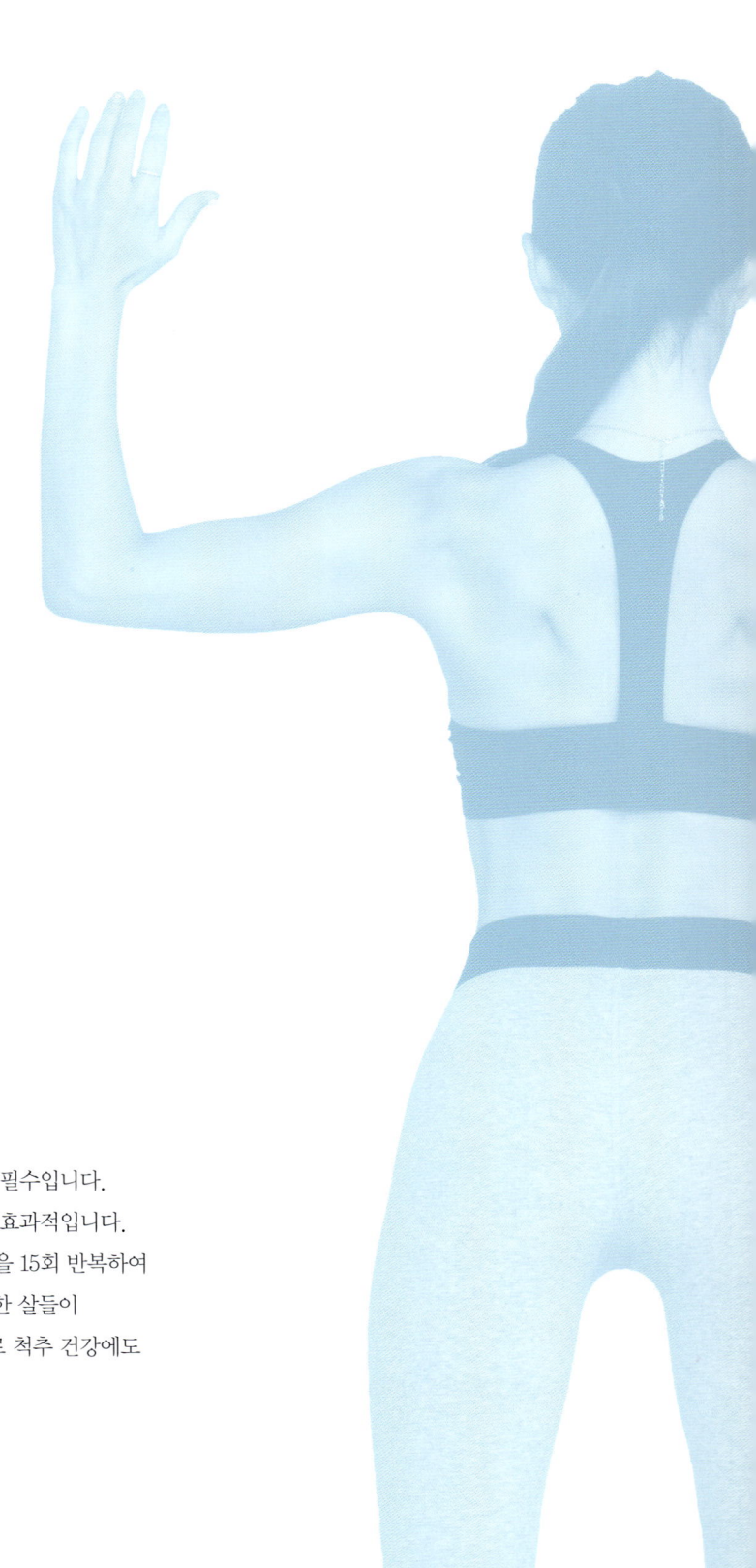

1. 힙 운동
2. 하체(힙) 운동
3. 가슴 운동
4. 등 운동
5. 팔 운동
6. 어깨 운동
7. 복부 코어 운동

균형 잡힌 몸매로 더욱 돋보이려면 뒤태 운동이 필수입니다.
탄력을 위해 저항운동 즉 밴드를 이용하면 더욱 효과적입니다.
밴드가 없는 경우 스타킹으로도 충분해요. 동작을 15회 반복하여
3세트 이상 하면, 뒤태가 탄력을 얻어 울퉁불퉁한 살들이
정리됨은 물론 척추 주변의 근육을 강화시키므로 척추 건강에도
도움을 줍니다.

등 운동 1
벤트 오버 로우

초보자 15회 3세트 | **중급자** 25회 3세트

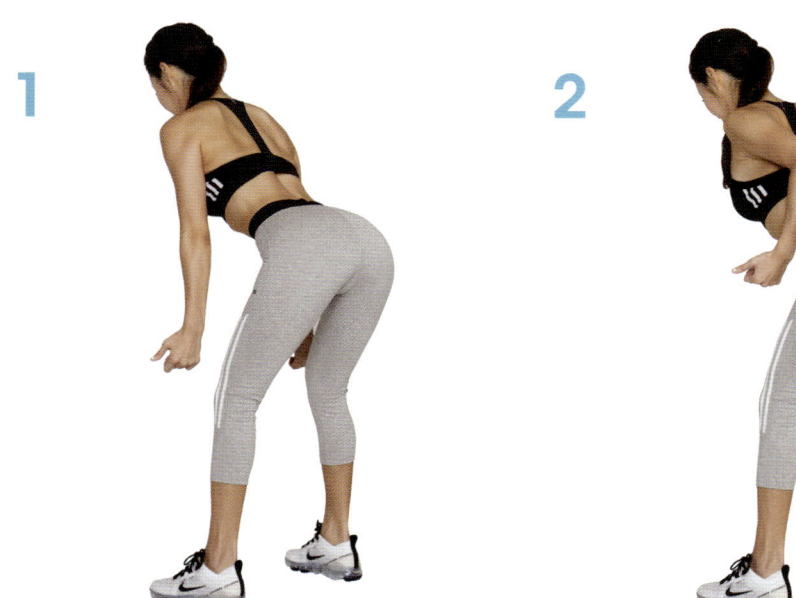

운동 방법

1. 어깨너비 보폭으로 서서 무릎을 살짝 구부려 무릎관절이 신전되지 않게 하기
2. 코어에 힘을 주고 허리가 곧게 펴진 상태로 상체를 숙여 양손을 가볍게 주먹 쥐고 손가락이 하늘로 향하게 하기
3. 견갑골이 가운데로 모이는 느낌으로 배꼽을 향해 팔꿈치 당기기
4. 호흡은 양손을 당길 때 내쉬기

주의할 점

- 불필요하게 팔에 힘이 들어가지 않게 하고 등 근육의 움직임에 집중하기.

등 운동 2

랫 풀 다운
(맨몸＋밴드 이용)

초보자 15회 3세트 | **중급자** 25회 3세트

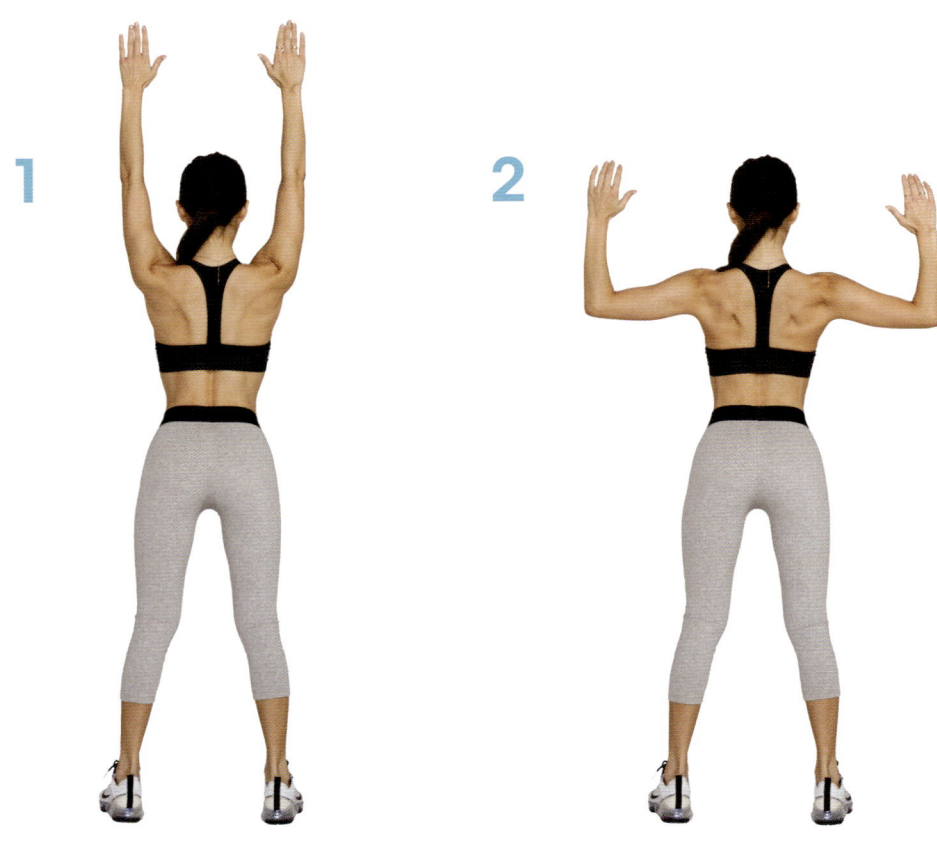

운동 방법

1. 양쪽 팔꿈치를 가슴 앞으로 모아 붙이고 양손 모으기

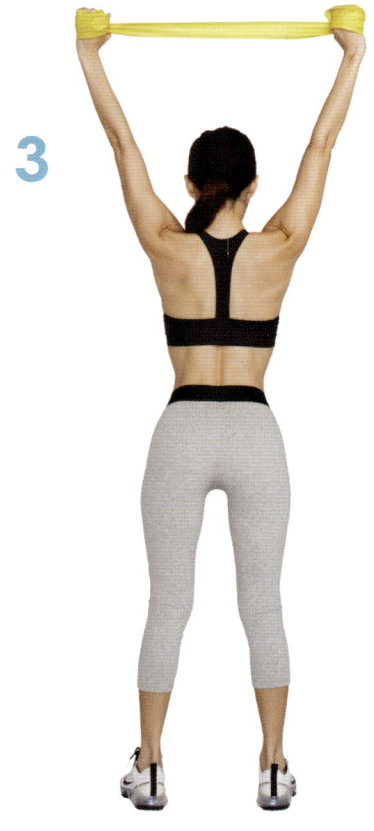 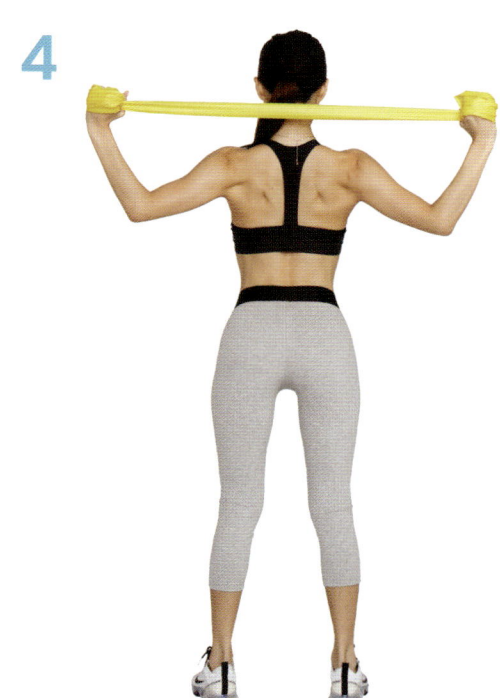

운동 방법

2 팔꿈치가 분리되지 않는 선에서 양손을 이마 위까지 끌어올리기

3 호흡은 양손이 위로 올라갈 때 내쉬기

주의할 점

- 팔 운동이 아니라 등 운동임을 잊지 말고 팔에 힘이 들어가지 않고, 등의 힘으로 팔이 내려오게 하기.

등 운동 3

따봉 슈퍼맨
(하이 익스텐션)

초보자 15회 3세트 | **중급자** 25회 3세트

1

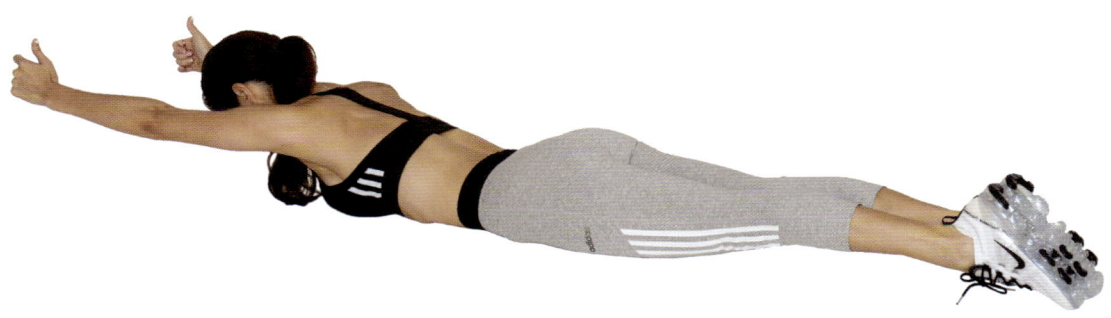

운동 방법

1. 엎드려서 양손 양다리 쭉 뻗기
2. 하체 엉덩이에 힘을 모아 하체를 바닥에 고정한 후, 견갑골 부분의 근육의 힘으로부터 척추기립근 힘으로 양손 엄지를 하늘로 향하게 올리기

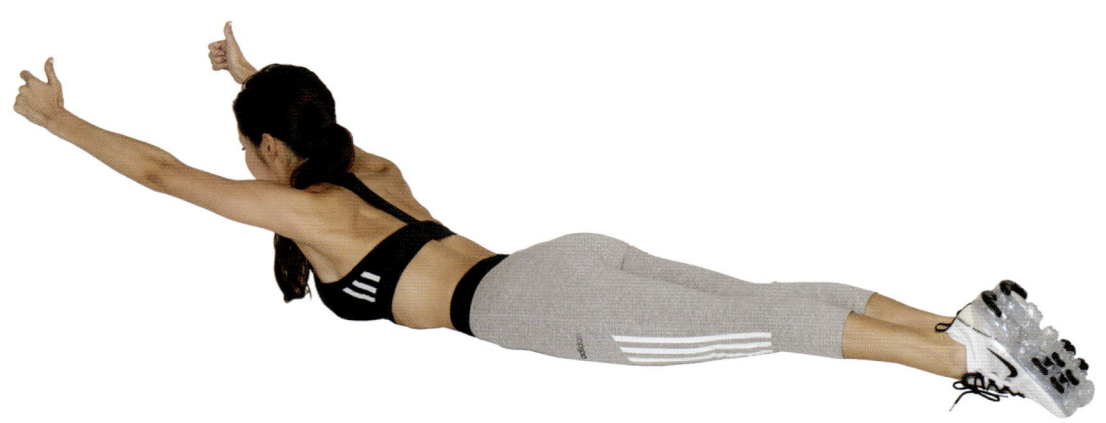

2

운동 방법

3 호흡은 양손을 들어 올릴 때 내쉬기

주의할 점

- 코어에 힘을 풀면, 허리에 무리가 생기니 복근에 힘주기.
- 하체를 엉덩이와 괄약근 힘으로 고정한 후 시행하기.

05

1. 힙 운동

2. 하체(힙) 운동

3. 가슴 운동

4. 등 운동

5. 팔 운동

6. 어깨 운동

7. 복부 코어 운동

팔의 앞쪽 알통으로 알고 있는 부분을 상완이두근, 축 처지기 쉬워 늘 고민되는 뒤쪽이 상완삼두근입니다.
이두근은 일상에서 물건을 들거나 컴퓨터를 하거나 운전을 하는 등등 늘 사용하는데, 운동을 하지 않으면 탄력을 잃게 되는 부분이 삼두근입니다. 안녕~할 때 살이 떨리는 부분이라고 해서 '안녕살'이라고도 하는 그 부분입니다. 일상에서 잘 쓰이지 않는 부분 위주로 트레이닝을 해서 밸런스를 맞춰야 합니다. 팔은 가슴 운동과 등 운동시 협력근에도 이용되고 있다는 것도 참고하세요.

팔 운동 1

킥백

초보자 15회 3세트 | **중급자** 25회 3세트

1

2

운동 방법

1. 어깨너비로 서서 코어에 힘을 준 채 무릎을 살짝 구부리고, 상체를 앞으로 기울이기
2. 양쪽 팔꿈치를 옆구리에 붙이고 90도 정도로 구부리기
3. 팔꿈치를 축으로, 양 손날이 천장을 향하도록 쭉 펴기
4. 호흡은 양손을 뻗어 삼두근이 수축할 때 내쉬기

주의할 점

- 팔꿈치가 잘 고정될수록 삼두근(팔 뒷부분)의 움직임에 집중하기

팔 운동 2

암컬(Arm Curl)
(생수병 이용)

초보자 15회 3세트 | **중급자** 25회 3세트

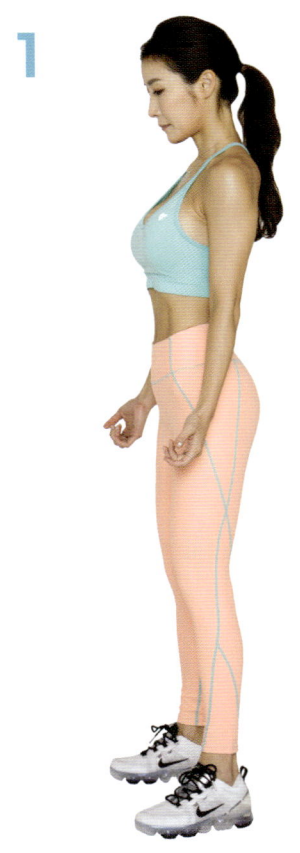

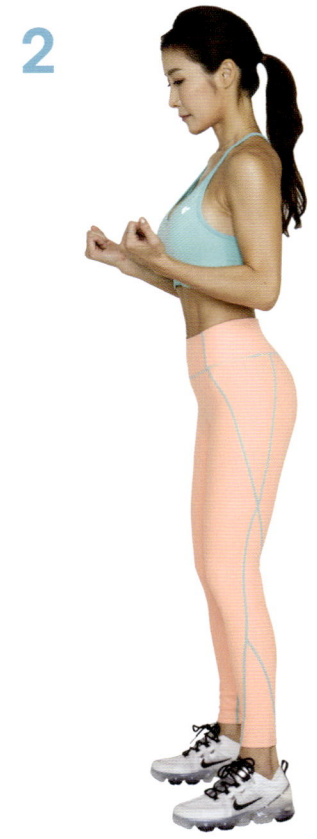

운동 방법

1. 엎드려서 양손 양다리 쭉 뻗기
2. 하체 엉덩이에 힘을 모아 하체를 바닥에 고정한 후, 견갑골 부분의 근육의 힘으로부터 척추기립근 힘으로 양손 엄지를 하늘로 향하게 올리기

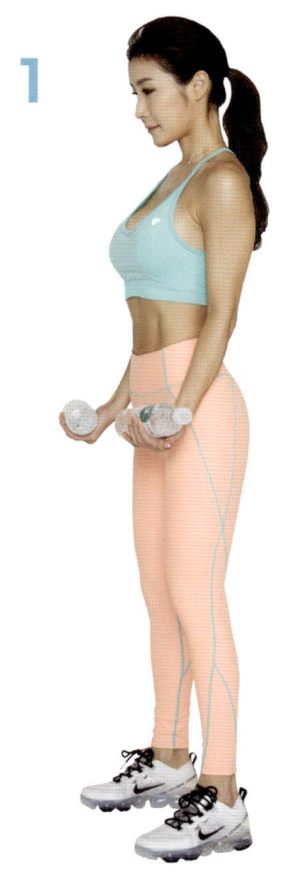 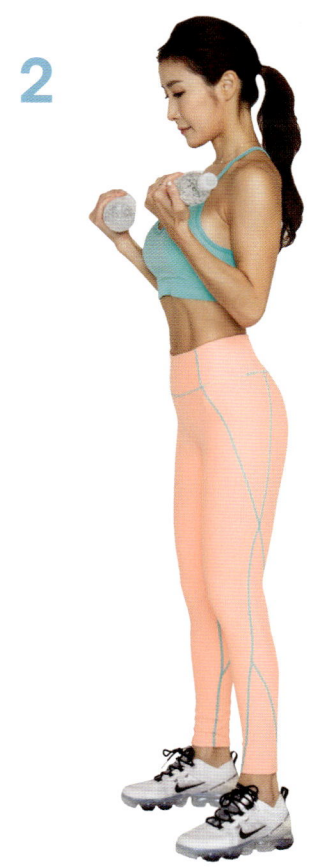

운동 방법

3 호흡은 양손을 들어 올릴 때 내쉬기

주의할 점

• 팔꿈치가 움직이지 않도록 중심을 잡는 역할을 잘 해야 이두근의 운동에 집중이 잘됨.

팔 운동 3

오버헤드
트라이셉 익스텐션

초보자 15회 3세트 | **중급자** 25회 3세트

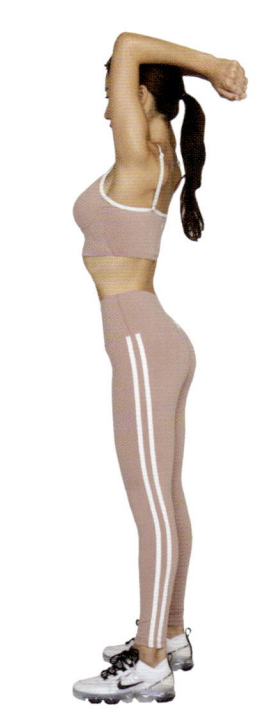

운동 방법

1. 어깨너비로 서서 코어에 힘을 준 채, 양손을 하늘로 뻗어 양쪽 귀 옆으로 위치하기
2. 팔꿈치를 접어 머리 뒤로 손이 가도록 하여 삼두근을 충분히 이완시키기
3. 팔꿈치 윗부분은 양쪽 귀 옆으로 위치한 상태에서 삼두근의 힘으로 양손을 천장으로 뻗기
4. 호흡은 양손을 뻗어 올릴 때 내쉬기

주의할 점

- 팔꿈치 관절의 손상이 없도록 본인의 유연성에 따라 위치를 선정하되, 삼두근의 이완 수축에 집중하기.

팔 운동 4
딥스

초보자 15회 3세트 | **중급자** 25회 3세트

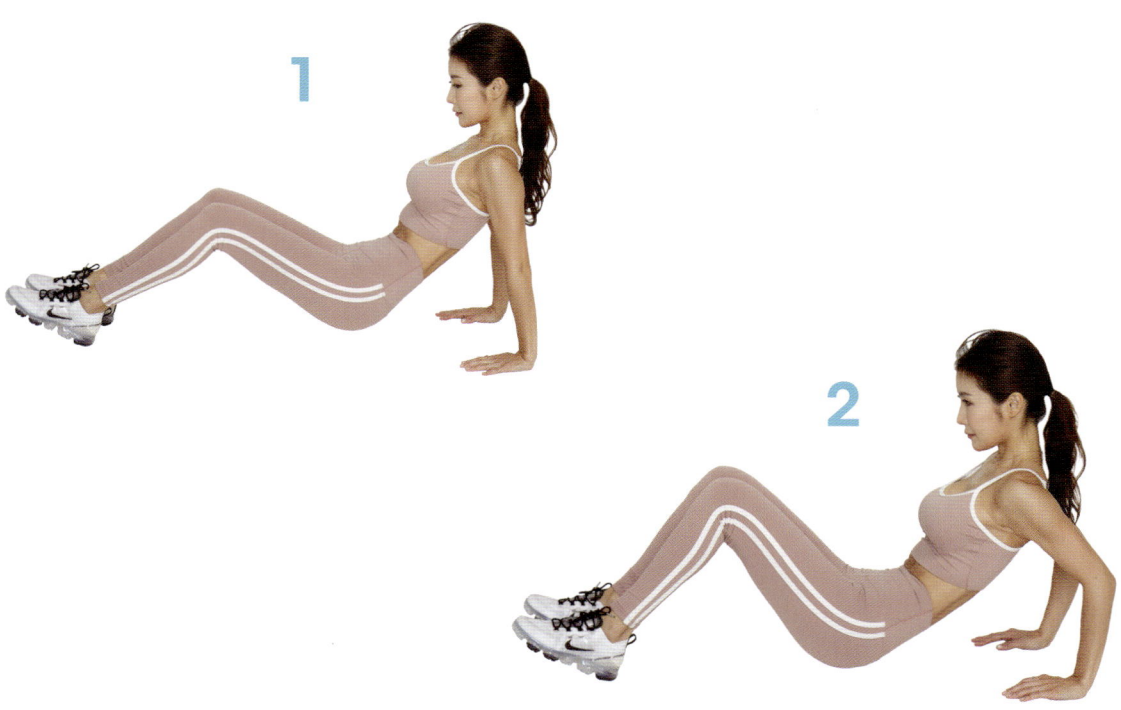

운동 방법

1. 앉은 자세에서 손가락이 정면을 향하도록 손을 옆구리 뒤로 지지하기
2. 발뒤꿈치를 누르며 엉덩이를 땅에서 떼어, 무게를 이용하여 삼두근 운동 준비하기
3. 팔꿈치를 구부려 삼두근을 이완시켰다가, 삼두근을 수축시켜(힘을 주고) 팔꿈치 펴기
4. 호흡은 팔을 펼 때 내쉬기

주의할 점

- 팔꿈치 관절의 손상이 없도록 본인의 유연성에 따라 위치를 선정하되, 발뒤꿈치를 앞뒤로 조절하여 난이도를 컨트롤하기. 삼두근의 이완 수축에 집중하기.

06

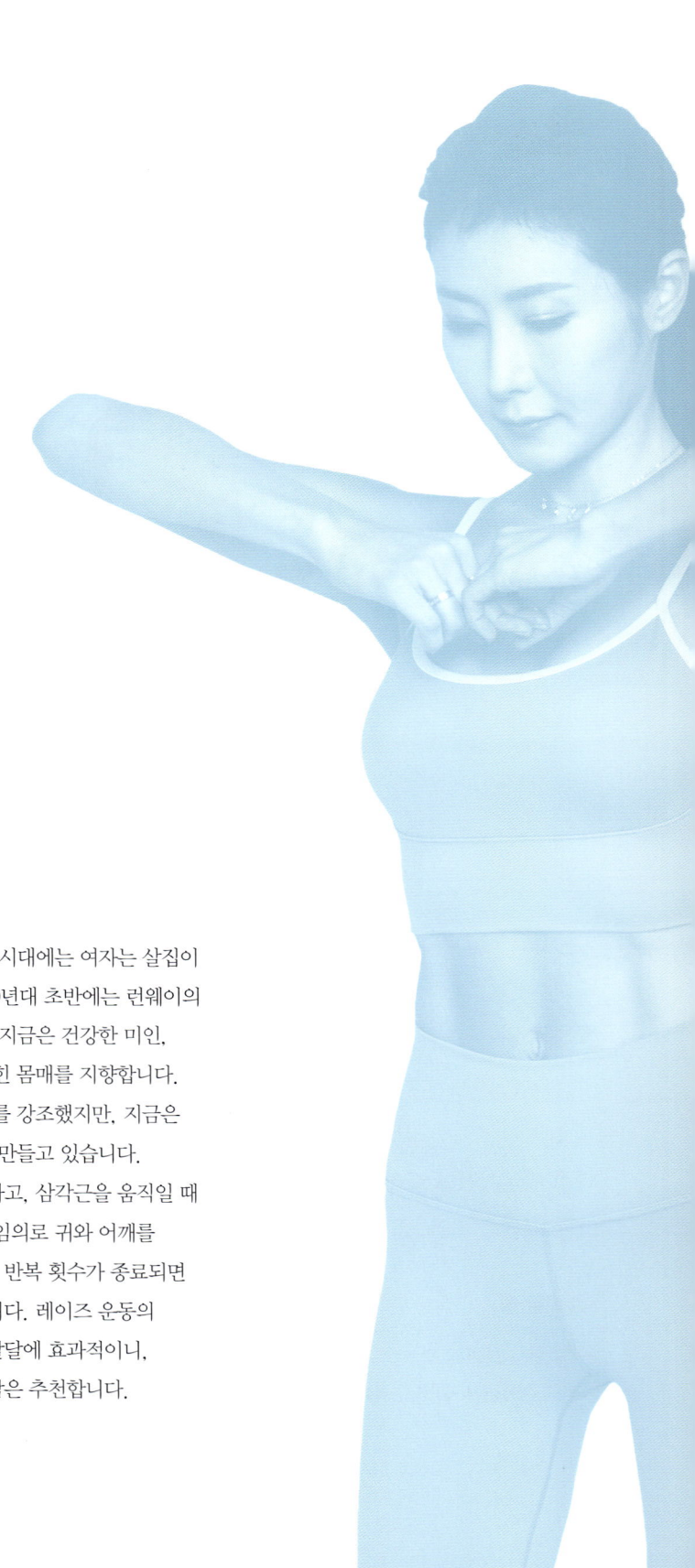

1. 힙 운동
2. 하체(힙) 운동
3. 가슴 운동
4. 등 운동
5. 팔 운동
6. **어깨 운동**
7. 복부 코어 운동

요즘은 신체의 밸런스를 중요하게 생각합니다.
사실 몸매에도 유행은 있습니다. 아주 오래전 조선시대에는 여자는 살집이 있고 둥글둥글 통통한 게 미인의 기준이었고, 1990년대 초반에는 런웨이의 모델처럼 군더더기 없는 깡마른 몸이 대세였다면, 지금은 건강한 미인, 근육으로 탄력이 붙어 건강미가 느껴지는 균형 잡힌 몸매를 지향합니다.
예전엔 어깨가 좁아야 보호 본능을 일으켜 여성미를 강조했지만, 지금은 어깨 근육 즉 삼각근 운동으로 봉곳한 어깨라인을 만들고 있습니다.
그런데, 어깨 운동할 때 승모근에 힘이 많이 들어가고, 삼각근을 움직일 때 승모근도 개입이 될 수밖에 없습니다. 운동할 때, 임의로 귀와 어깨를 멀리하도록 하여 최대한 승모근 개입을 적게 하고, 반복 횟수가 종료되면 승모근 스트레칭으로 경직을 풀어주는 것이 좋습니다. 레이즈 운동의 특성상 근육 크기보다는 데피니션과 세퍼레이션 발달에 효과적이니, 중량보다는 자극에 집중하여 운동하는 것을 다솔맘은 추천합니다.

어깨 운동 1

프론트 레이즈

초보자 15회 3세트 | **중급자** 25회 3세트

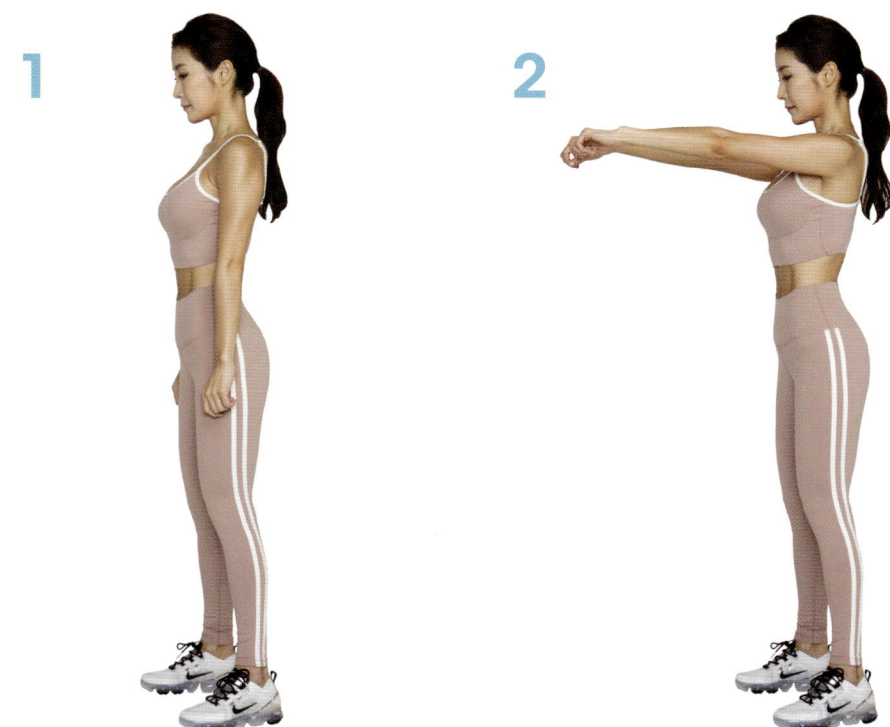

운동 방법

1 어깨너비로 코어에 힘을 주고 서기

2 어깨 앞부분에 집중하여 그 힘으로 양팔을 앞으로 들어 올리기

3 호흡은 양팔을 올릴 때 내쉬기

주의할 점

- 앞으로 들어 올리니 '전면' 삼각근 운동이니, 집중해서 최대한 승모근이 발달하지 않게 어깨를 내려 잡고 앞쪽 어깨 근육 힘으로 팔 들어 올리기.

어깨 운동 2

사이드 레이즈

초보자 15회 3세트 | **중급자** 25회 3세트

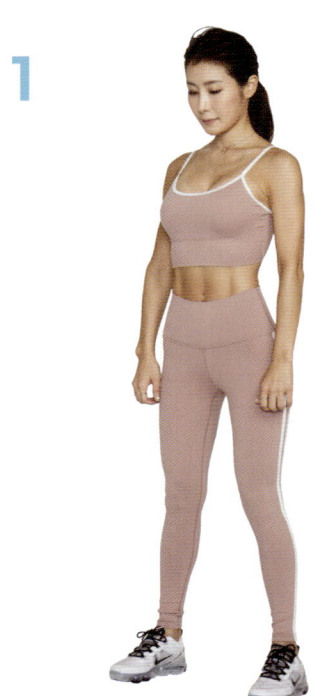

1

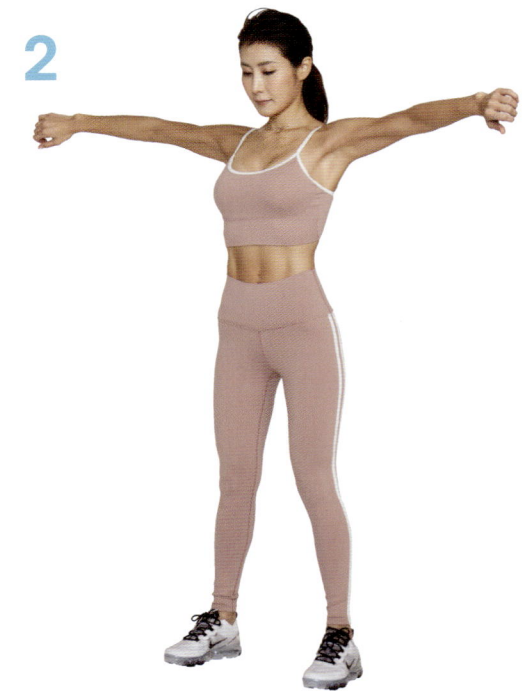

2

운동 방법

1. 어깨너비로 코어에 힘을 주고 서기
2. 어깨 측면 부분에 집중하여 그 힘으로 양팔을 옆으로 들어 올리기
3. 호흡은 팔을 양쪽으로 들어 올릴 때 내쉬기

주의할 점

- 옆으로 들어 올리니 측면 삼각근 운동이니, 집중해서 최대한 승모근이 발달하지 않게 어깨를 내려 잡고 양옆 쪽 어깨 근육 힘으로 팔을 들어 올리기.

어깨 운동 3

벤트 오버 레이즈

초보자 15회 3세트 | **중급자** 25회 3세트

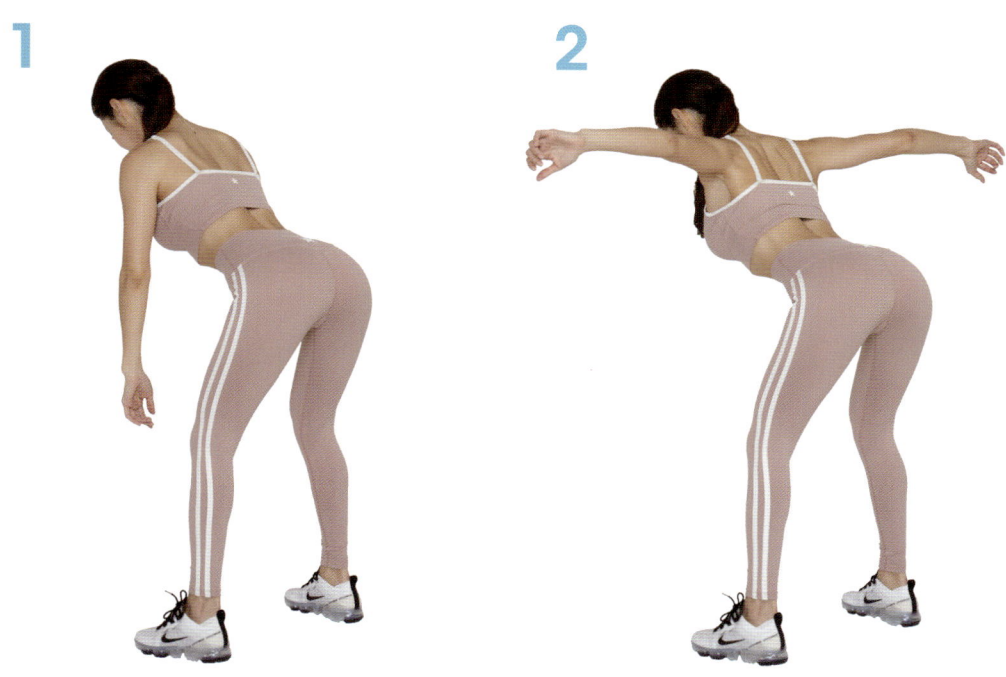

운동 방법

1. 양발은 골반 너비보다 좁게 혹은 모아서고, 허리를 곧게 편 상태에서 앞으로 기울이기
2. 양쪽 견갑골이 뒤에서 중앙으로 만나는 느낌으로 팔을 양쪽으로 뻗어 올리기
3. 호흡은 양팔이 올라갈 때 내쉬기

주의할 점

- 허리를 숙여 back 방향으로 들어 올리는 후면 삼각근 운동이니, 집중해서 최대한 승모근이 발달하지 않게 어깨를 내려 잡고 뒤 견갑골 밑쪽 근육 힘으로 팔 들어 올리기.

어깨 운동 4

업라이트 로우

초보자 15회 3세트 | **중급자** 25회 3세트

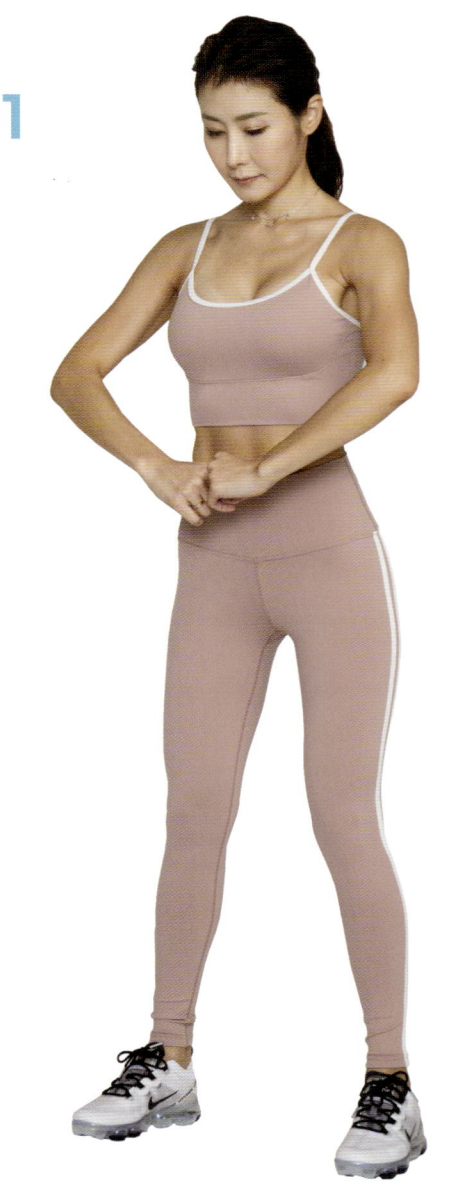

운동 방법

 다리는 골반 너비로 서서 양손을 가볍게 내려 모으기

2

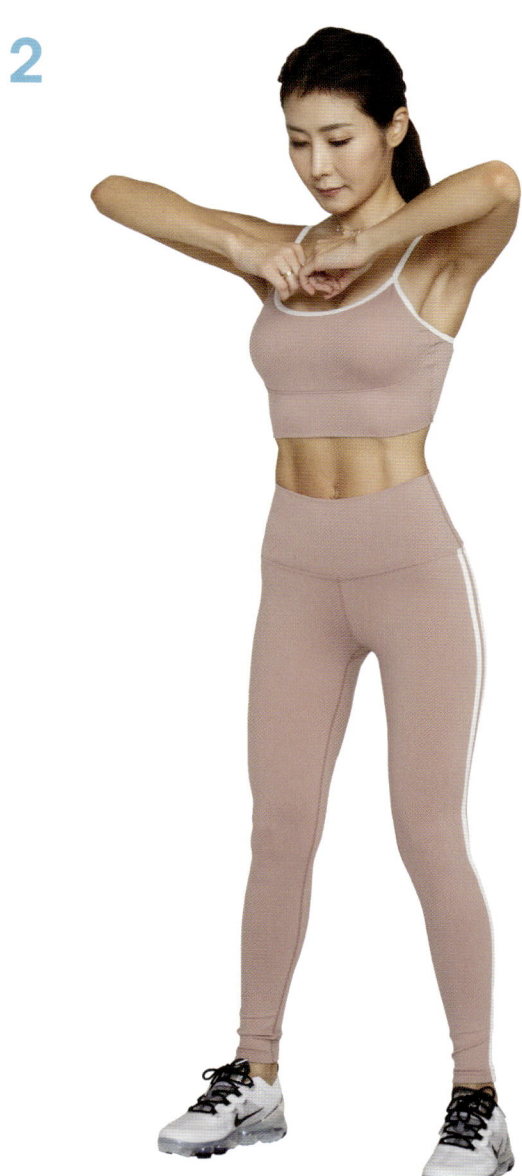

운동 방법

3. 호흡은 팔꿈치 올릴 때 내쉬기
2. 양손을 모은 상태에서 팔꿈치를 천장으로 향하게 끌어올리며 어깨 근육의 움직임에 집중하기

주의할 점

- 승모근의 개입을 줄이고자, 어깨가 솟지 않도록 전면삼각근에 집중하기.

07

1. 힙 운동
2. 하체(힙) 운동
3. 가슴 운동
4. 등 운동
5. 팔 운동
6. 어깨 운동
7. **복부 코어 운동**

복부 코어 운동 1
크런치(상복부)

초보자 15회 3세트 | **중급자** 25회 3세트

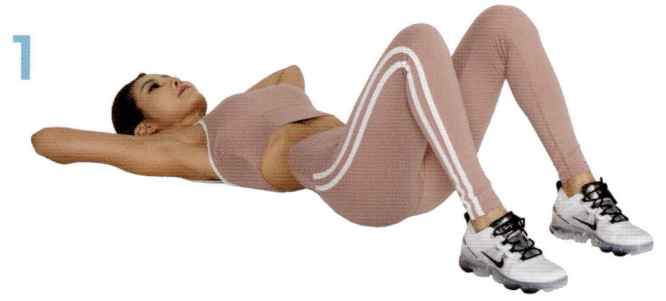

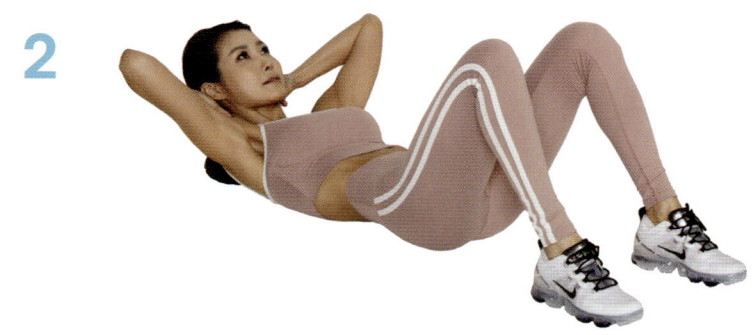

운동 방법

1. 매트 위에 누워 양쪽 무릎을 세우고 등이 매트 위로 뜨지 않도록 코어 잡기
2. 양손은 머리 뒤로 깍지 끼거나 살며시 잡고, 고개는 숙이지 말고 가슴 밑의 상복부를 수축시키며 들어 올리기
3. 호흡은 상체가 매트에서 떨어져 올라올 때 내쉬기

주의할 점

- 고개를 숙이면 경추 손상이 올 수 있으니, 최대한 시선을 천장으로 하고 상복부 자극에 집중하기.

복부 코어 운동 2
러시안 트위스트
(옆구리)

초보자 15회 3세트 | **중급자** 25회 3세트

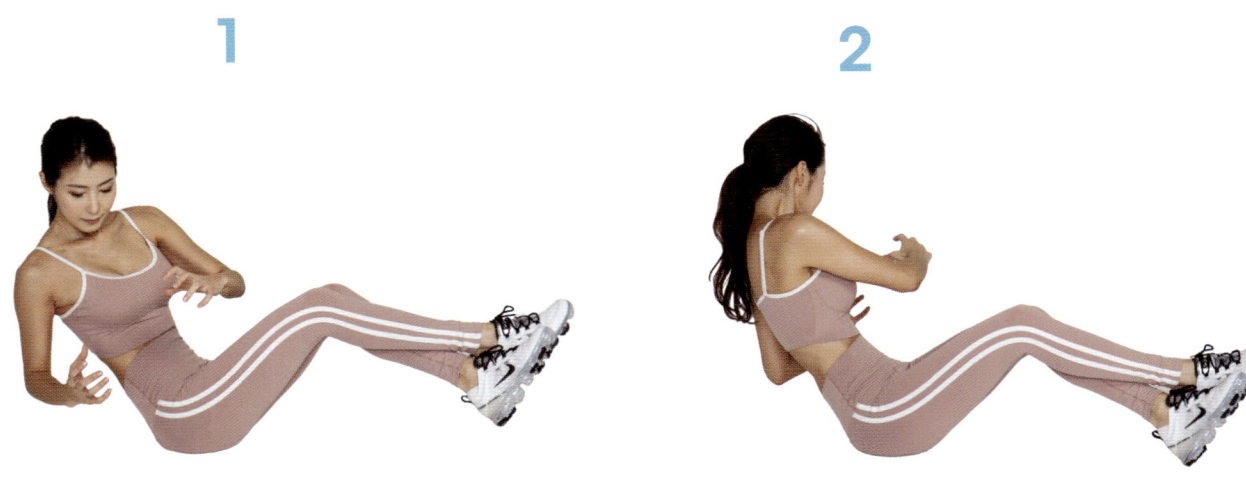

운동 방법

1. 매트에 앉아 하복근에 힘을 줘서 양다리를 들어 올린 후 밸런스 잡기
2. 코어의 힘으로 밸런스를 잡고, 양손을 앞으로 모아 공을 잡고 있다고 생각하며 사이드에 바운스를 하는 동작 취하기
3. 호흡은 사이드로 몸을 트위스트할 때 내쉬기

주의할 점

- 복부 전체의 긴장을 풀지 않되, 허리를 틀 때 반동보다는 지긋이 외복사근의 움직임과 그 힘으로 동작하기.

복부 코어 운동 3
사이드밴드
(옆구리)

초보자 15회 3세트 | **중급자** 25회 3세트

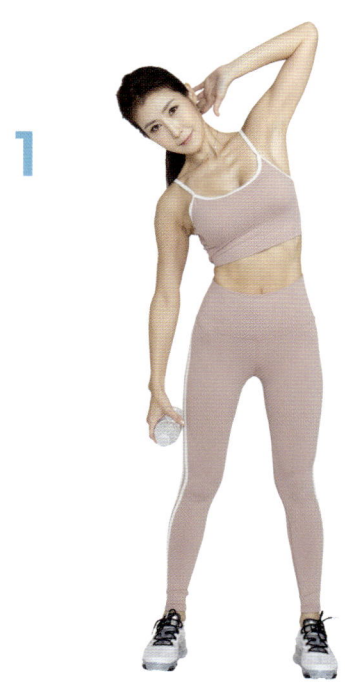

1

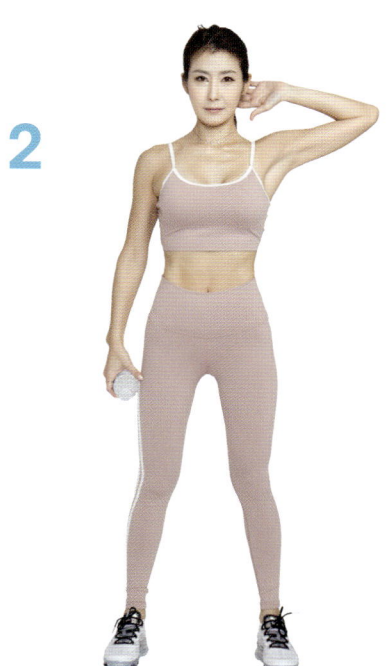

2

운동 방법

1. 어깨너비로 서서 한 손을 축 늘어뜨리고 반대편 손은 머리 뒤로 들어 올리기
2. 코어에 힘주고, 축 늘어뜨린 손 방향으로 옆구리를 쭉 늘려 기울이기
3. 이완된 쪽 옆구리 근육을 다시 수축시키며 그 힘으로 원위치
4. 호흡은 몸통을 다시 세워 일으킬 때 내쉬기

주의할 점

- 큰 무게를 들더라도 부상이 없도록 내려갈 때 코어의 긴장을 계속 유지하기.

복부 코어 운동 4

레그레이즈
(하복부)

초보자 15회 3세트 | **중급자** 25회 3세트

1

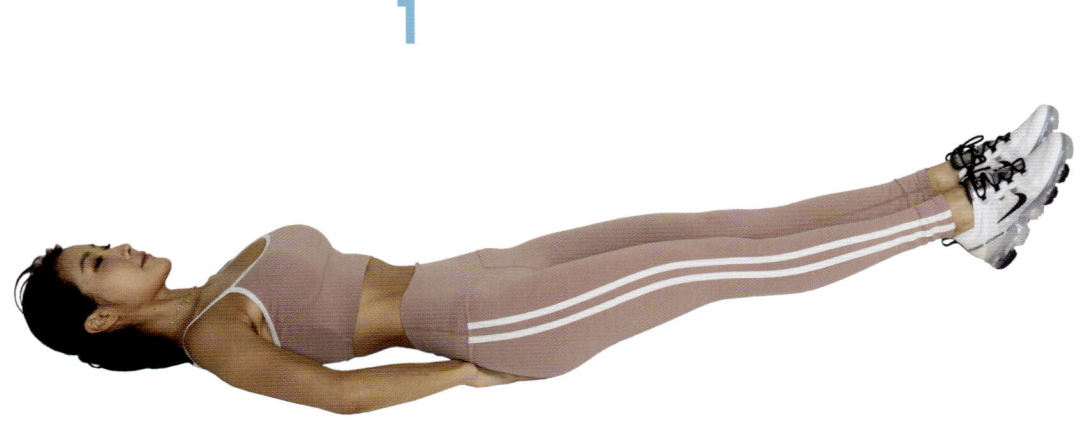

운동 방법

1. 매트에 누워 양손이 골반 밑 엉덩이에 닿도록 넣기
2. 코어에 힘을 주고, 양다리를 뻗어 하복부의 힘으로 두 다리 들어 올리기

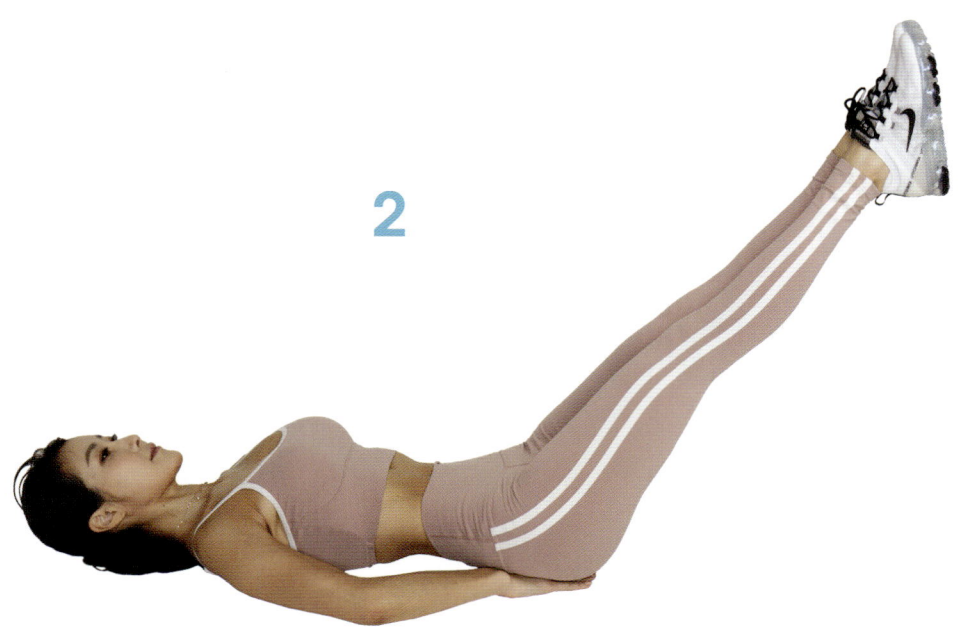

운동 방법
3. 코어에 힘을 주고 두 다리를 천천히 바닥에 닿을 듯 말 듯한 정도로 내려오기

주의할 점
- 허리가 매트에서 뜨지 않도록 복근의 힘으로 눌러주기.
- 다리를 내릴 때 허리 통증이 생기지 않도록 복근의 긴장감 주기.

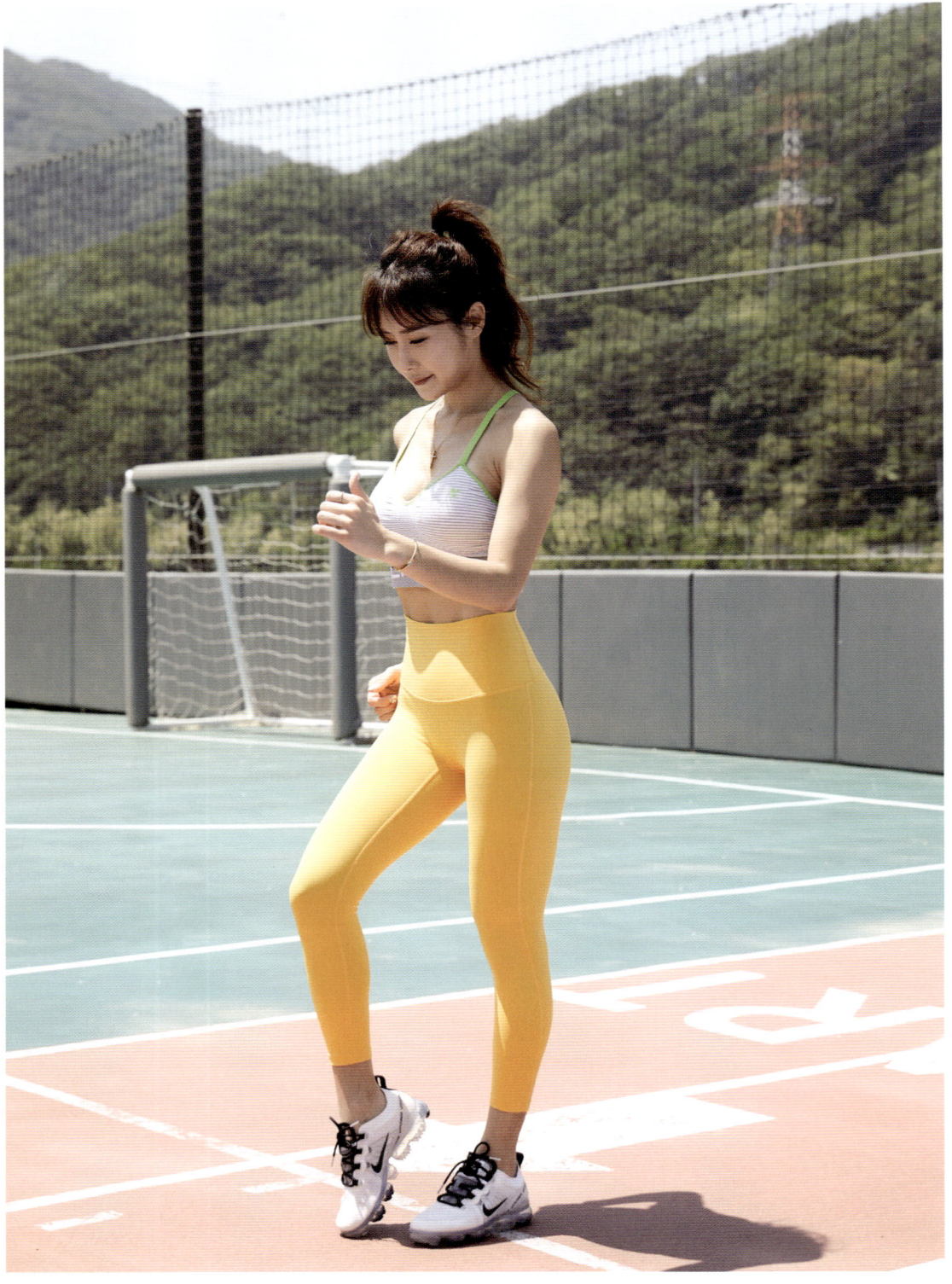

PART 2

정리 운동 (쿨다운 스트레칭)

상승한 호흡과 맥박 혈압을 제자리로 돌아올 수 있도록 스트레칭으로 정리 운동을 합니다. 근육을 충분히 이완함으로써 전신의 군살을 정리하고 유연성도 향상되는 등 더욱 탄력 있는 몸매를 완성시켜 줄 것입니다. 마무리 스트레칭할 때는 호흡을 편하게 하고 반동 없이 10초간을 유지하는 것이 좋습니다.

우리 몸이 움직이고 뇌에 신경으로 전달되어 컨트롤(제어) 명령을 하기까지 약 10초 정도가 걸리기 때문입니다. 지나친 반동으로 과신전이 되면 부상으로 이어지게 되는 큰 이유이기도 합니다.

※ 쿨다운(정리 운동)을 하는 이유는 본 운동으로 긴장 상태의 신체를 원래대로 돌려놓기 위해서입니다. 정적 스트레칭은 동적 스트레칭에 비해 차분하게 진행되므로 부교감신경이 작용하기 때문에 본 운동으로 흥분되어 있는 신체를 다시 안정화 상태로 돌리는 데 효과가 있습니다.

cf) 운동을 시작할 때는 동적 스트레칭이 좋습니다. ⇐ 교감신경을 작용시켜 운동하기 좋은 최적의 상태로 신체를 만들어야 합니다.

정리 운동 1
종아리 털기

두 다리를 쭉 뻗고 앉아 바닥과 종아리가 마찰이 되도록 양쪽 무릎을 교차로 구부리기

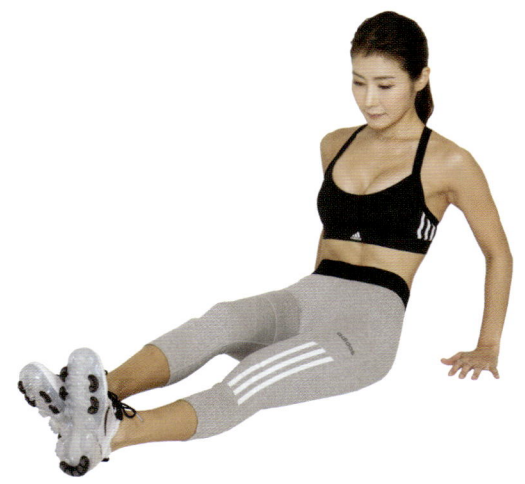
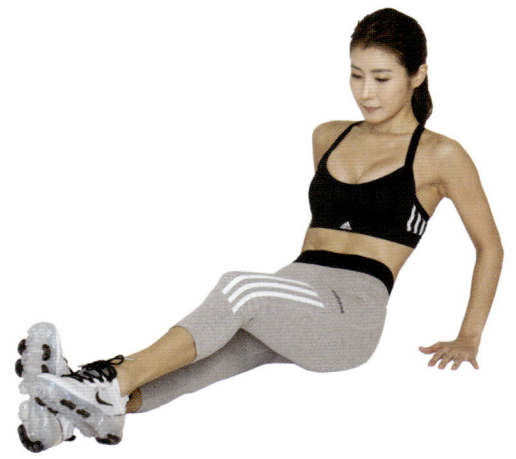

정리 운동 2
앞으로 숙이기

두 다리를 쭉 뻗고 앉아 호흡을 내쉬며 앞으로 숙여서 다리 뒷부분~ 엉덩이~ 허리까지 충분히 이완될 수 있게 하고, 호흡은 편안하게 하되, 내쉬는 숨에 조금 더 내려가면 유연성 향상 효과 기대

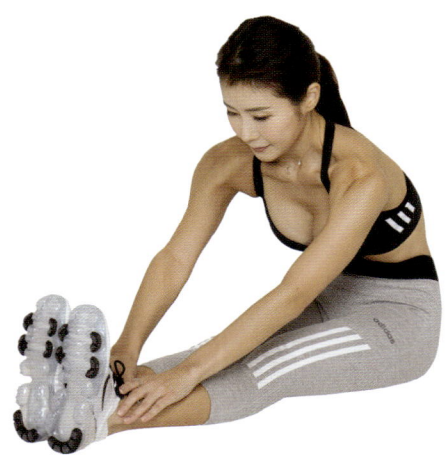
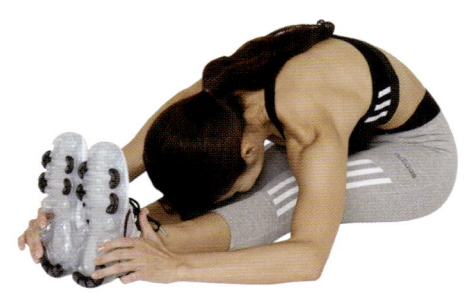

정리 운동 3
다리 올리기

다리를 펴고 바로 앉은 자세에서 한쪽 다리를 위로 들어 올려 양손으로 잡고, 호흡을 마시고 내쉬면서 조금 더 이마로 가까이 당기면서 반동 없이 느껴지는 자극에 집중하기(균형 잡기 힘들면 벽이나 의자에 기대도 됨)

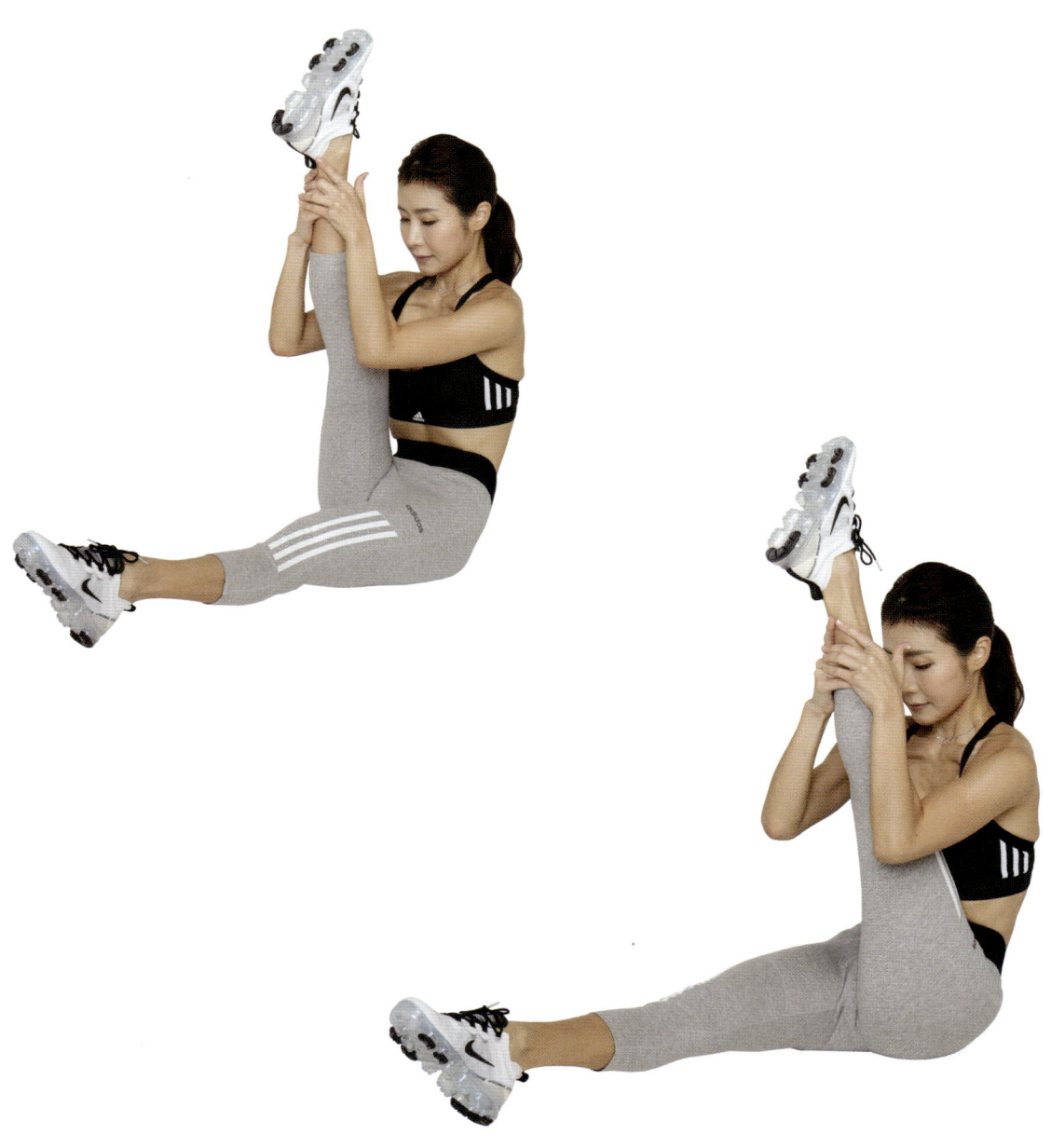

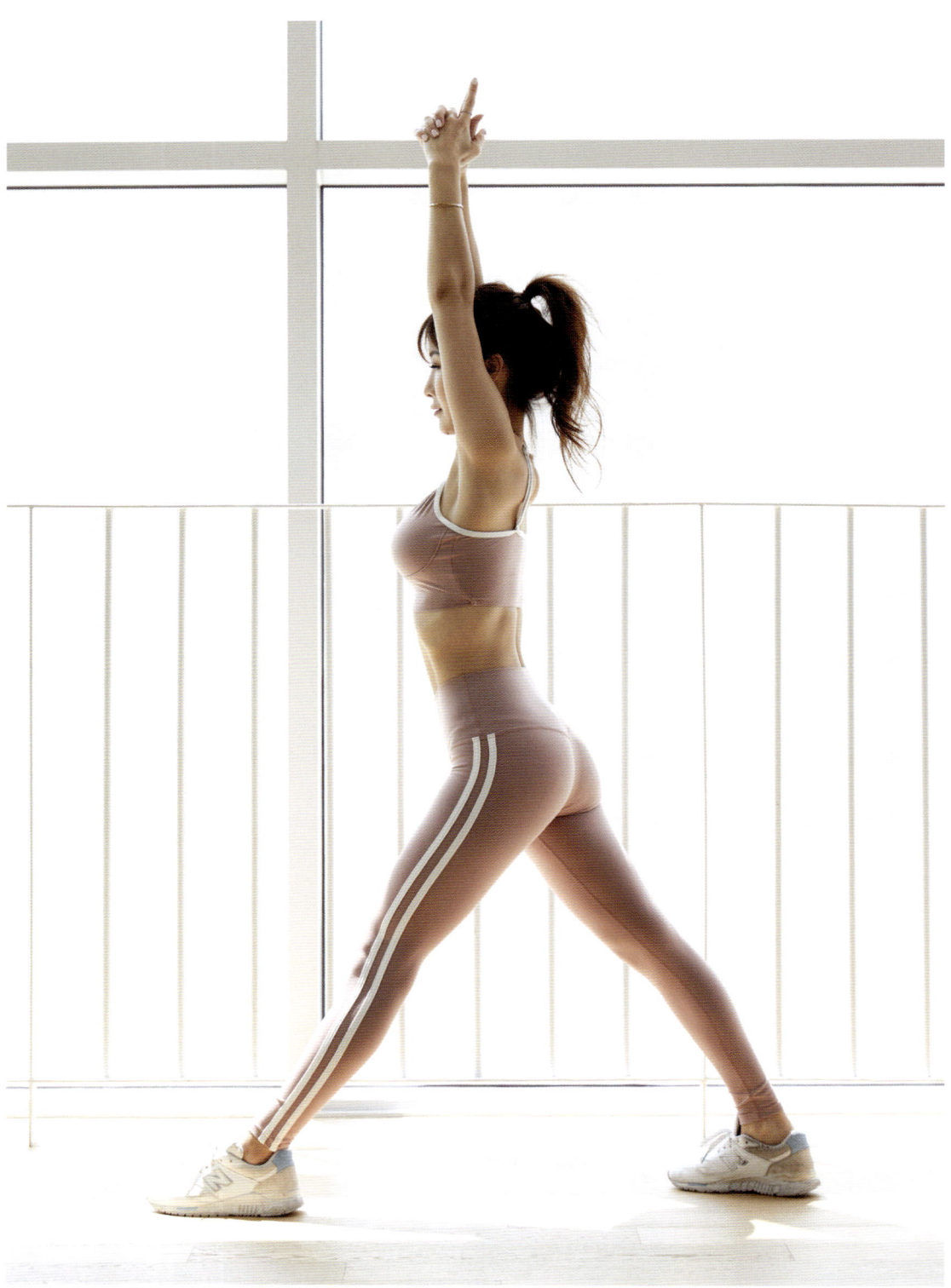

PART 2

소도구 운동
(한 도구로 부위별 전신 운동)

01

1. 서클링

2. 폼롤러

3. 세라밴드

4. 나비밴드

5. 릴링

6. 스트랩 스트레칭

서클링 1

하체: 스쿼트 & 어덕션

초보자 15회 3세트 | **중급자** 25회 3세트

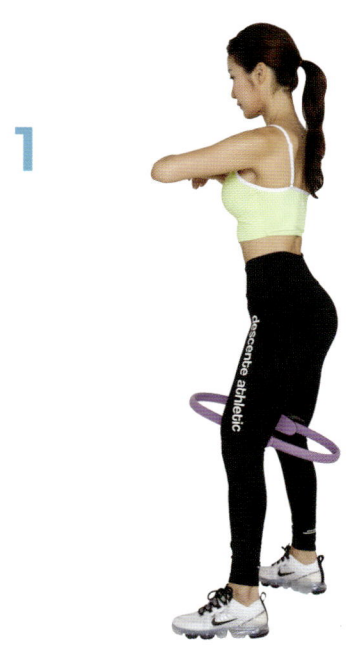

1

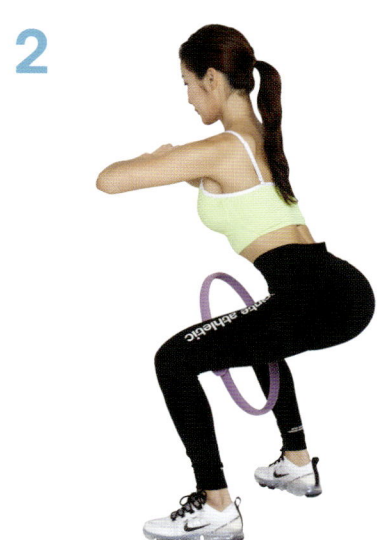

2

운동 방법

1. 서클링을 양쪽 무릎 위 안쪽 허벅지에 위치하기
2. 서클링을 안쪽 허벅지의 힘으로 잡은 상태로 스쿼트 앉을 때, 무릎이 발가락 앞으로 나오지 않도록 내려가기
3. 발뒤꿈치를 짓누르듯 눌러 힙에 힘을 주며 일어나, 서클링을 안으로 밀며 두 다리를 모아 어덕션 동작 3회 하기
4. 호흡은 일어나서 어덕션 할 때 내쉬기

주의할 점

- 서클링이 떨어지지 않도록 같은 힘으로 미는 것 자체가 안쪽 허벅지의 긴장감을 주는 것이고, 밸런스 즉 교정 및 균형을 잡아주는 과정임을 기억하며 집중하기.

서클링 2

상체: 니 푸시업

초보자 15회 3세트 | **중급자** 25회 3세트

1

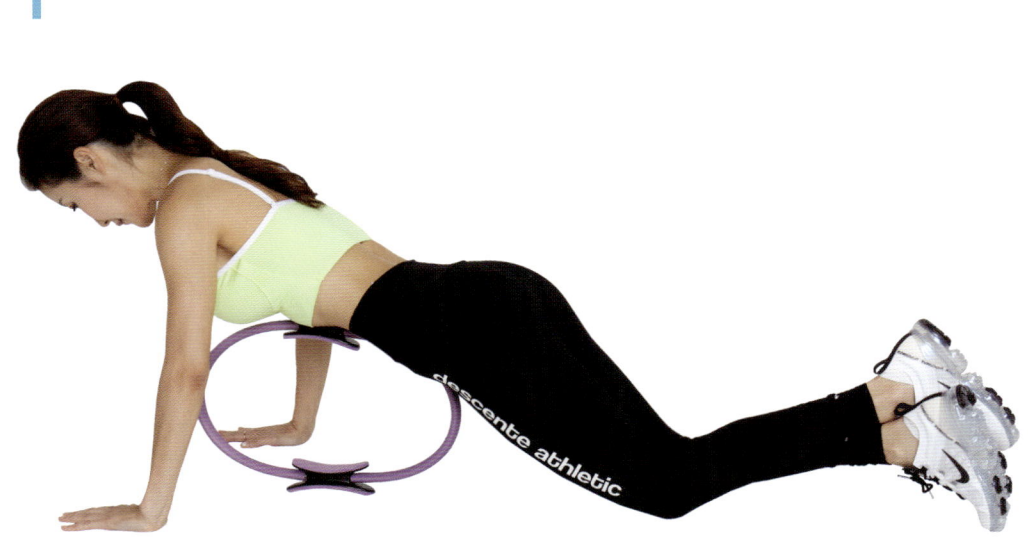

운동 방법

1. 매트 위에 무릎을 대고 서클링은 세로로 복부에, 양손은 어깨너비보다 약간 넓게 겨드랑이 밑으로 매트에 위치하기
2. 코어 힘을 유지하고, 팔꿈치를 구부려 가슴근육을 이완시키기

2

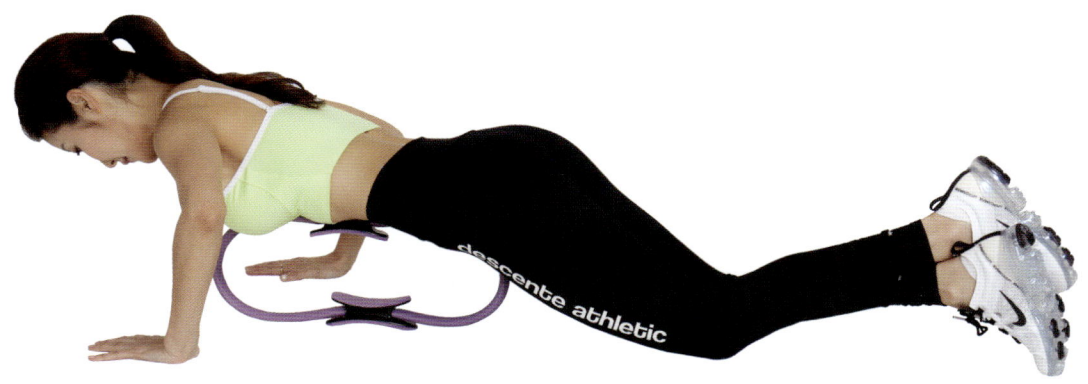

운동 방법

3 가슴근육을 수축시키며(겨드랑이 부분을 힘을 준다고 생각하면 쉬움) 몸을 일으키기
4 호흡은 가슴의 힘으로 밀어 올릴 때 내쉬기

주의할 점

- 팔 힘이 아닌, 최대한 가슴 근육의 힘으로 동작할 수 있도록 집중하기.

서클링 3
복부: 레그레이즈 위드 어덕션

초보자 15회 3세트 | **중급자** 25회 3세트

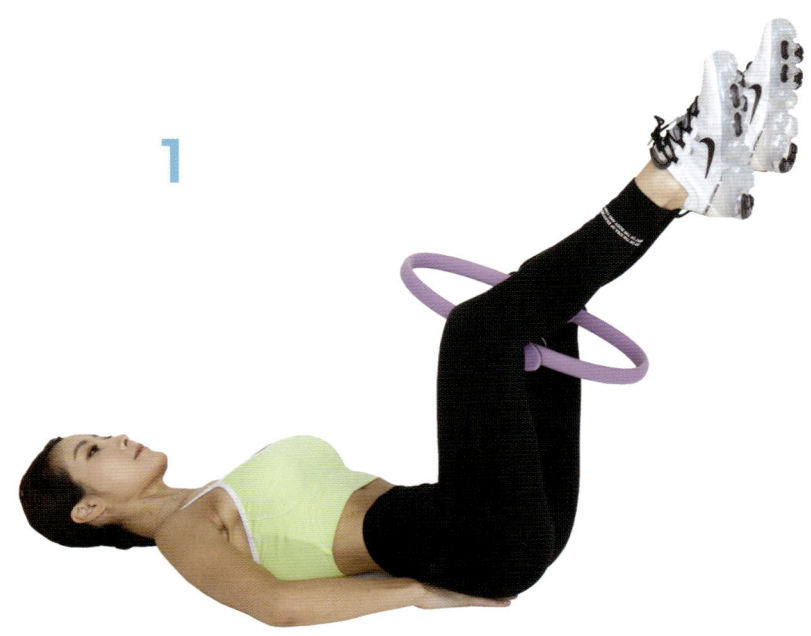

운동 방법

1. 천장을 향해 매트에 누워 서클링을 무릎 위 안쪽 허벅지에 끼워놓은 후 양손 등이 골반 밑 엉덩이에 닿도록 넣기
2. 코어에 힘을 주고, 양다리를 뻗어 하복부의 힘으로 두 다리 들어 올리기
3. 하복부의 힘과 안쪽 허벅지의 힘으로 어덕션 동작(안으로 조이기)을 3회 실시

2

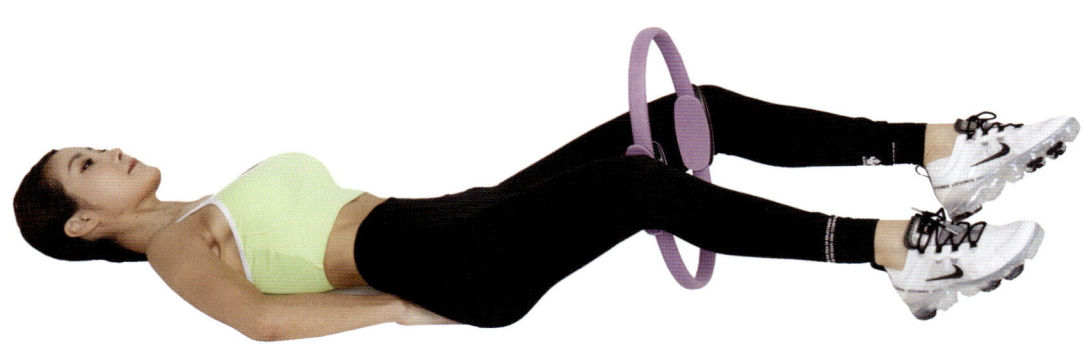

운동 방법

4 코어에 더 힘을 주고 두 다리를 천천히 바닥에 닿을 듯 말 듯한 정도로 내리기
5 호흡은 다리를 들어 올릴 때 내쉬기

주의할 점

- 허리가 매트에서 뜨지 않도록 복근의 힘으로 누르기.
- 다리가 내려올 때 복근의 긴장을 풀어버리면 허리 통증이 올 수 있음을 기억하기.

02

1. 서클링
2. **폼롤러**
3. 세라밴드
4. 나비밴드
5. 릴링
6. 스트랩 스트레칭

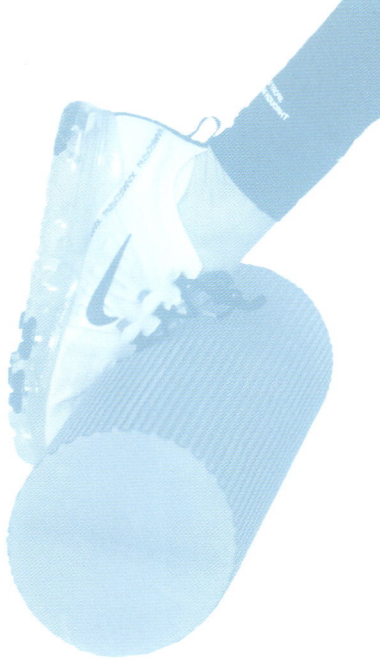

폼롤러 1
복부: 롤링 니업

초보자 15회 3세트 | **중급자** 25회 3세트

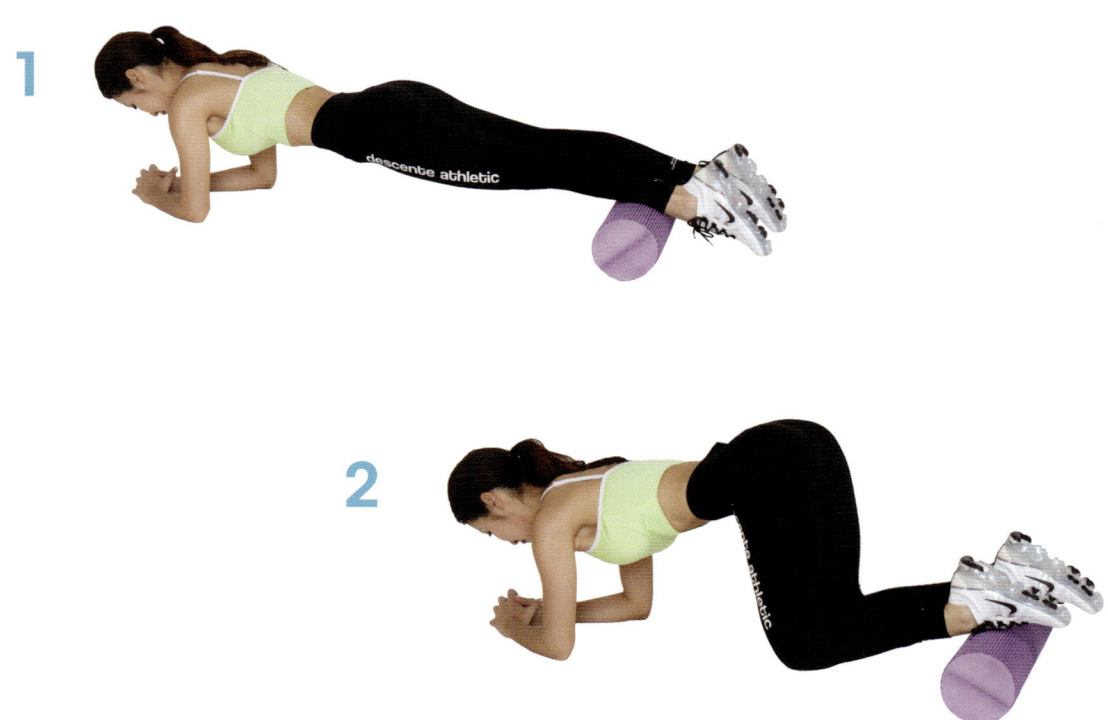

운동 방법

1. 폼롤러를 정강이 부분에 위치하고 플랭크 자세 잡기
2. 양쪽 무릎을 하복부 힘으로 끌어 올리며 폼롤러를 롤링하기
3. 호흡은 무릎을 끌어올릴 때 내쉬기

주의할 점

- 복근에 힘을 줘서 허리가 과도하게 사용되지 않게 하기.

폼롤러 2
하체: 런지

초보자 15회 3세트 | **중급자** 25회 3세트

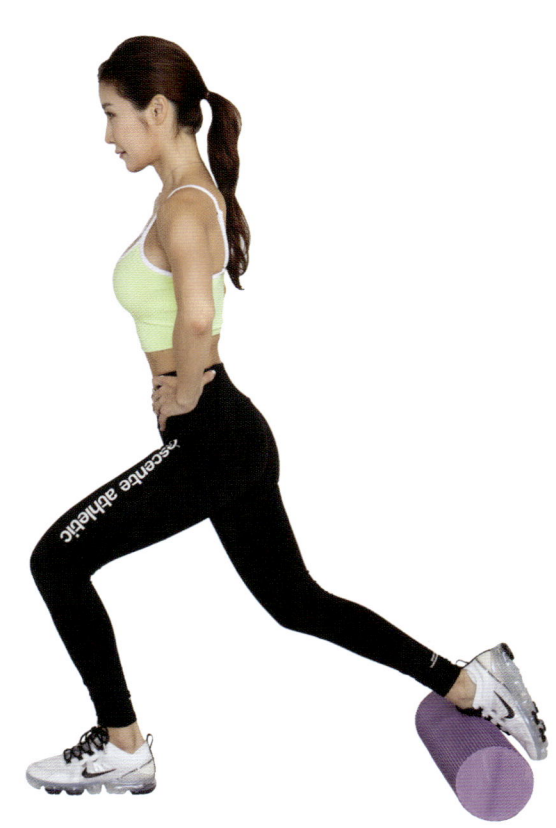

운동 방법

1. 다리를 앞뒤 간격 어깨너비 정도로 서기
2. 뒤쪽 다리 정강이~발목 앞부분에 폼롤러가 롤링 할 수 있도록 자리 잡기
3. 천천히 앞쪽 무릎을 구부리는 동시에 뒤쪽 다리로 폼롤러를 뒤쪽으로 굴리기

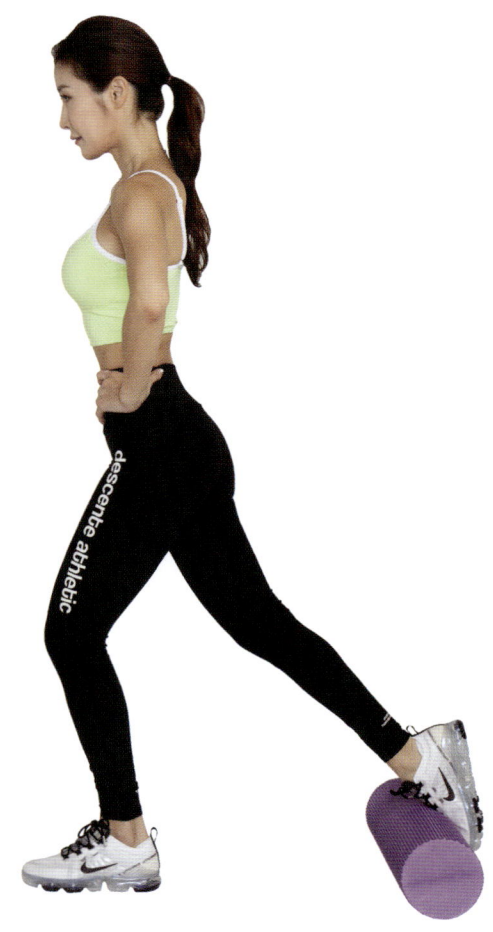

운동 방법

4 앞쪽 발뒤꿈치를 꾹 누르며 뒤 허벅지와 엉덩이의 힘으로 올리기. 이때 폼롤러도 원위치로 굴리기
5 호흡은 구부린 무릎을 펼 때 내쉬기

주의할 점

- 무릎을 구부릴 때 앞쪽 무릎이 발가락 앞으로 나가지 않도록 각도를 잡기.
- 동작이 수월하도록 앞쪽 엉덩이 근육의 이완 수축 자극에 집중하기.

폼롤러 3

상체: 프론트 숄더레이즈

초보자 15회 3세트 | **중급자** 25회 3세트

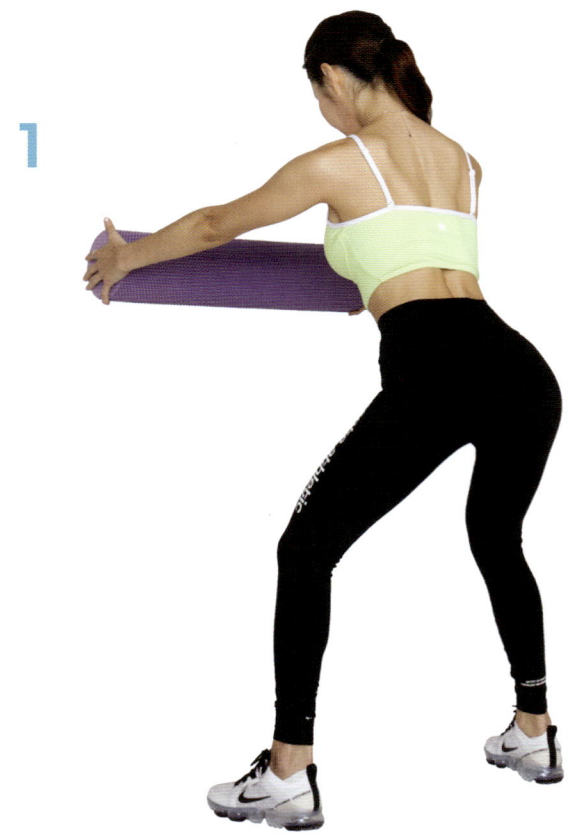

운동 방법

1. 폼롤러를 가로로 양끝을 잡고 보폭을 어깨너비로 서기
2. 엉덩이를 조금 뒤로 빼며 상체를 곧게 편 상태로 앞으로 기울이기

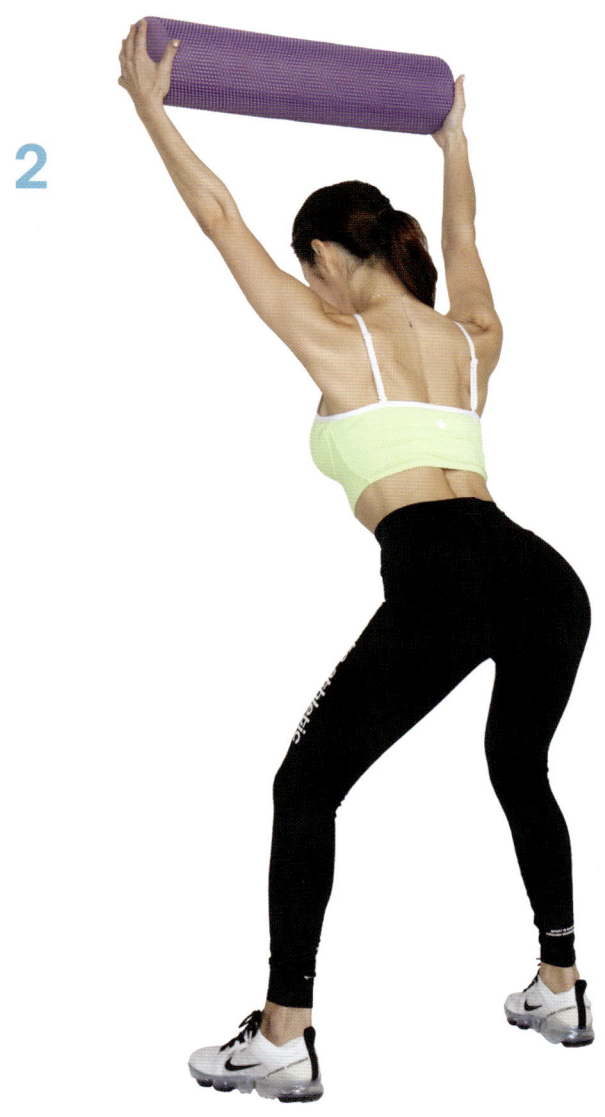

운동 방법

3 어깨의 힘으로 폼롤러를 양쪽 귀 옆까지 끌어올리기

4 호흡은 폼롤러를 올릴 때 내쉬기

주의할 점

- 허리 통증이 없고 어깨근육에 집중되도록 어깨가 젖혀지지 않도록 복근에 힘주기.

03

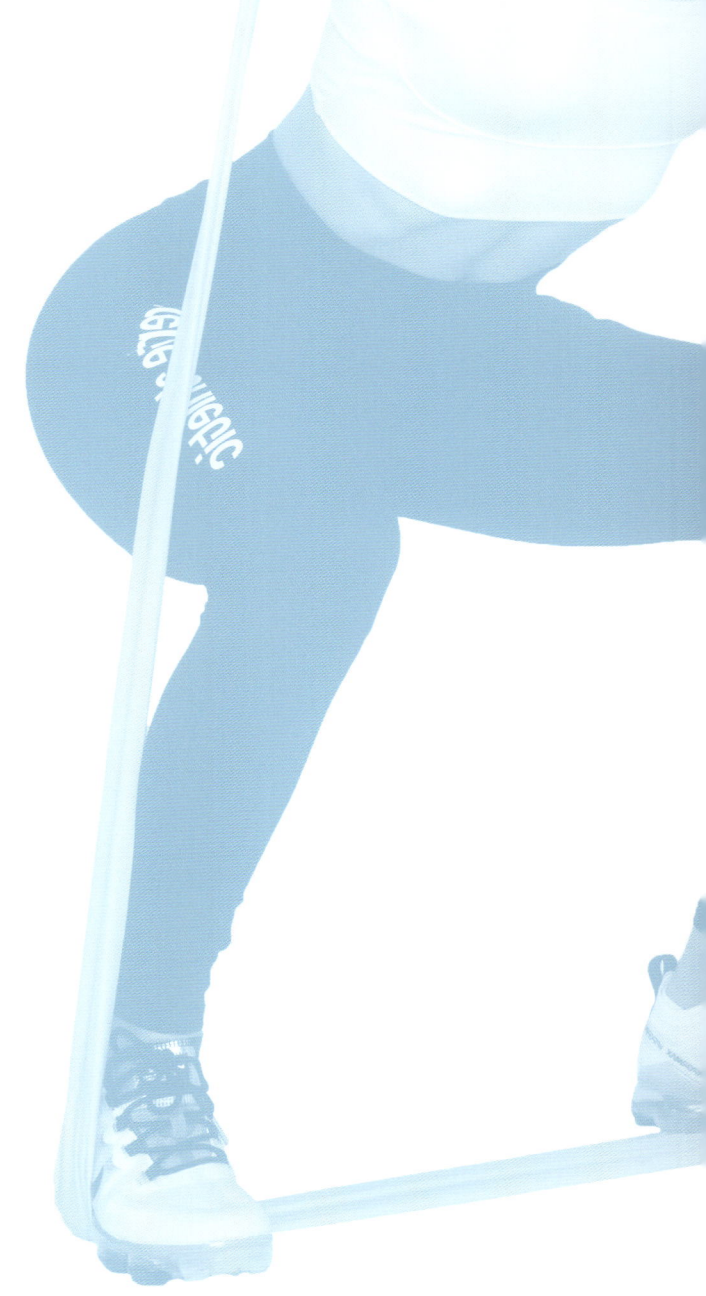

1. 서클링
2. 폼롤러
3. **세라밴드**
4. 나비밴드
5. 릴링
6. 스트랩 스트레칭

밴드는 덤벨 등의 프리웨이트 소도구와는 달리 부상의 위험이
적고 지속적인 저항을 느낄 수 있어서 효과적입니다.
같은 밴드라도 더 짧게 잡거나 이중으로 겹쳐 잡으면 저항이
커지므로 개인의 수준에 맞게 탄성 강도를 조절하여 사용하세요.

세라밴드 1

복부: 라잉 레그레이즈 & 숄더레이즈

초보자 15회 3세트 | **중급자** 25회 3세트

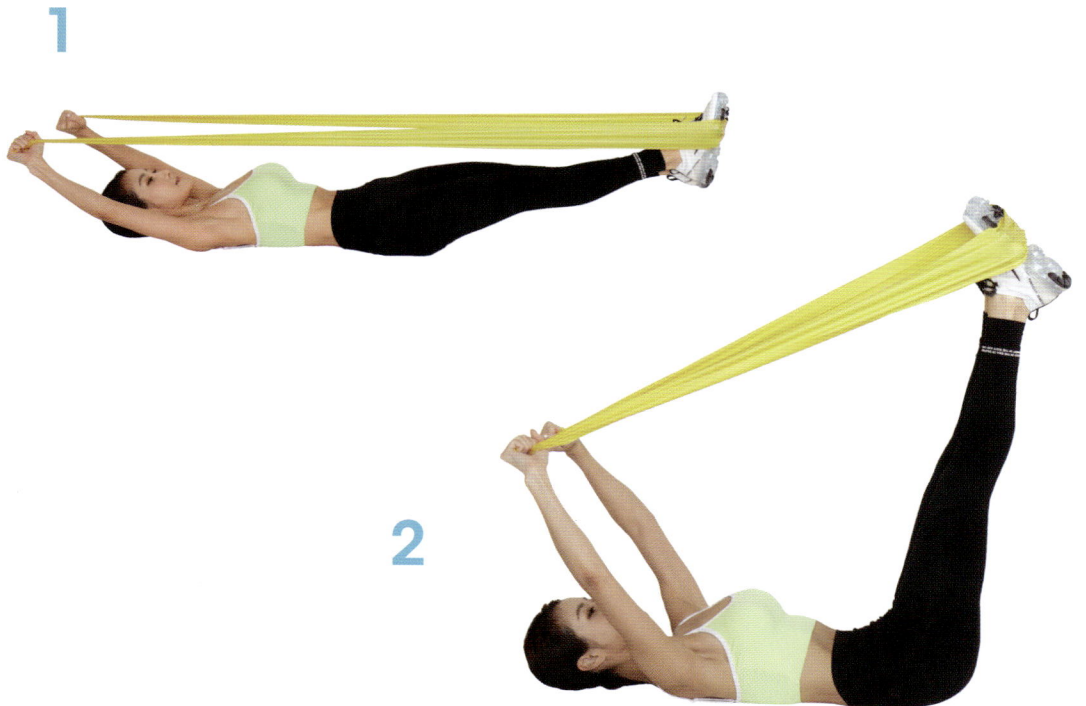

운동 방법

1. 바로 누워서 양손으로 밴드 양 끝을 잡고 양발 모으고 밴드 중앙에 위치하기
2. 하복부 힘으로 두 다리를 땅에 닿지 않을 정도까지 내리고, 양손은 어깨의 힘으로 만세를 하여 밴드 당기기
3. 호흡은 밴드를 위아래로 늘릴 때 내뱉기

주의할 점

- 두 다리가 땅에 닿기 전까지 내리되, 복근의 힘을 유지하여 허리가 젖혀지지 않도록 하기.

세라밴드 2

하체: 스쿼트

초보자 15회 3세트 | **중급자** 25회 3세트

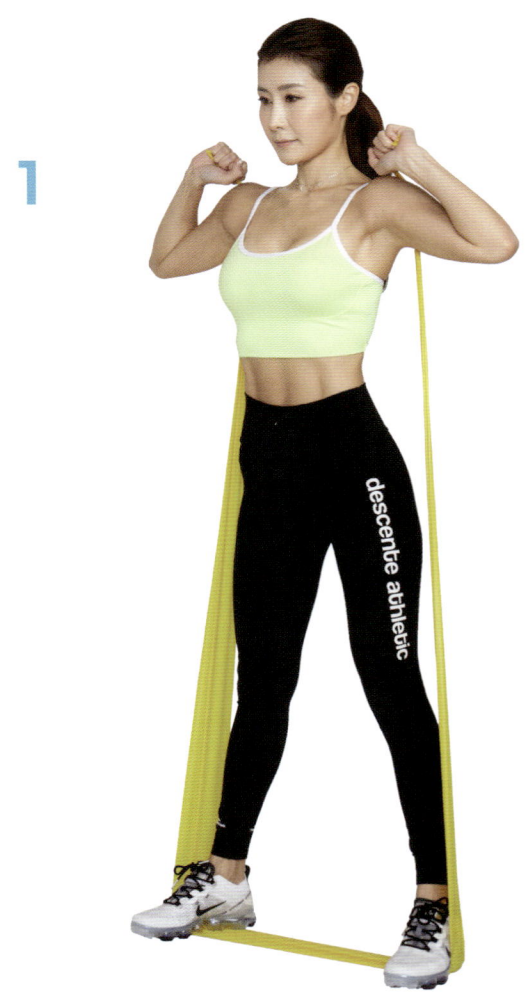

운동 방법

1. 밴드 끝을 양손으로 잡고 가운데 골반 너비보다 한 발자국 벌리고 밟아 서기
2. 밴드를 뒤에서 어깨로 짚어지듯 당겨서 올리기
3. 복근에 힘을 줘서 허리가 굽거나 젖혀지지 않도록 한 상태로 엉덩이를 뒤로 빼며 무릎이 발가락 앞으로 나오지 않는 각도로 앉기

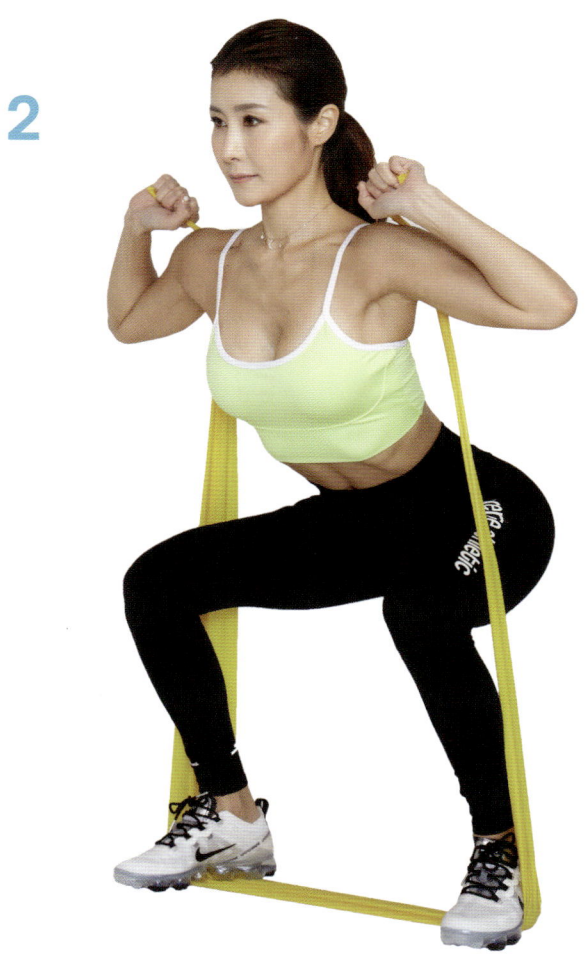

운동 방법
4 발뒤꿈치에 무게를 실어 원위치로 올라와서 괄약근에 힘을 주고 양쪽 엉덩이가 딱딱해지도록 하기
5 호흡은 앉았다가 올라올 때 내쉬기

주의할 점
- 앉을 때 허리가 숙어지거나 젖혀지지 않도록 코어 잡기.
- 일어설 때 무릎이 안쪽으로 모이지 않도록 하여 무릎관절을 사용하지 않고, 하체와 엉덩이의 힘으로 일어나기.

세라밴드 3

상체:
체스트프레스

초보자 15회 3세트 | **중급자** 25회 3세트

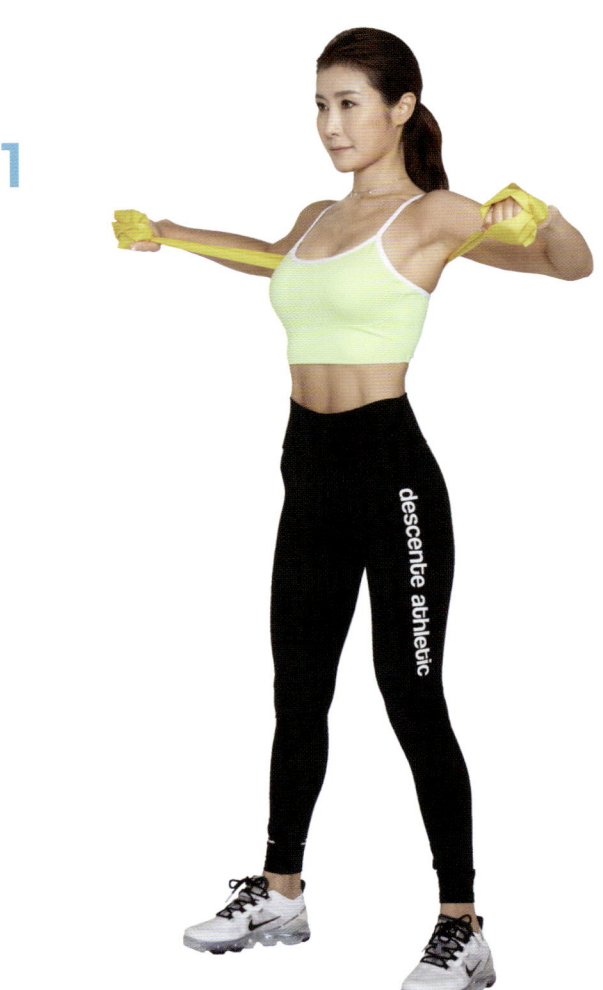

운동 방법

1. 어깨너비로 서서 밴드를 몸 뒤로하여 양 끝을 잡고 겨드랑이 부분으로 올려 위치하기
2. 팔꿈치를 구부린 상태에서 팔꿈치 방향이 밑으로 떨어지지 않도록 들고 뒤쪽으로 당기기

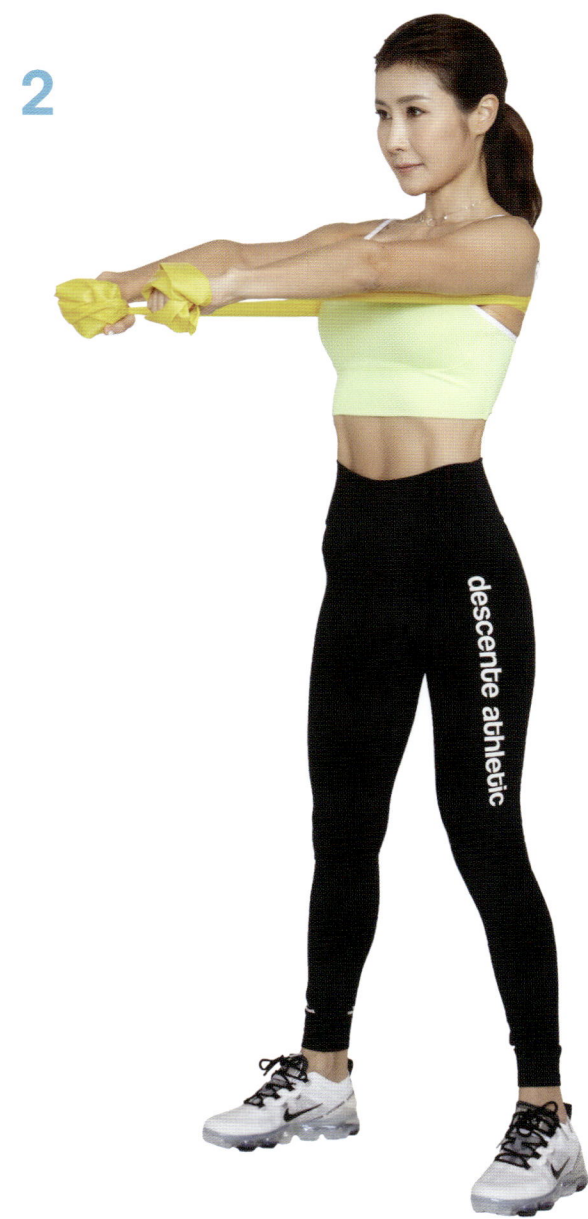

2

운동 방법

3 가슴근육의 힘으로 양손을 앞으로 밀기

4 호흡은 가슴근육이 수축할 때 = 양손을 앞으로 밀 때 내쉬기

주의할 점

- 팔의 힘이 아니고 가슴의 힘으로 밴드를 늘리는 것임을 기억하며 흉근의 이완 수축에 집중하기.

04

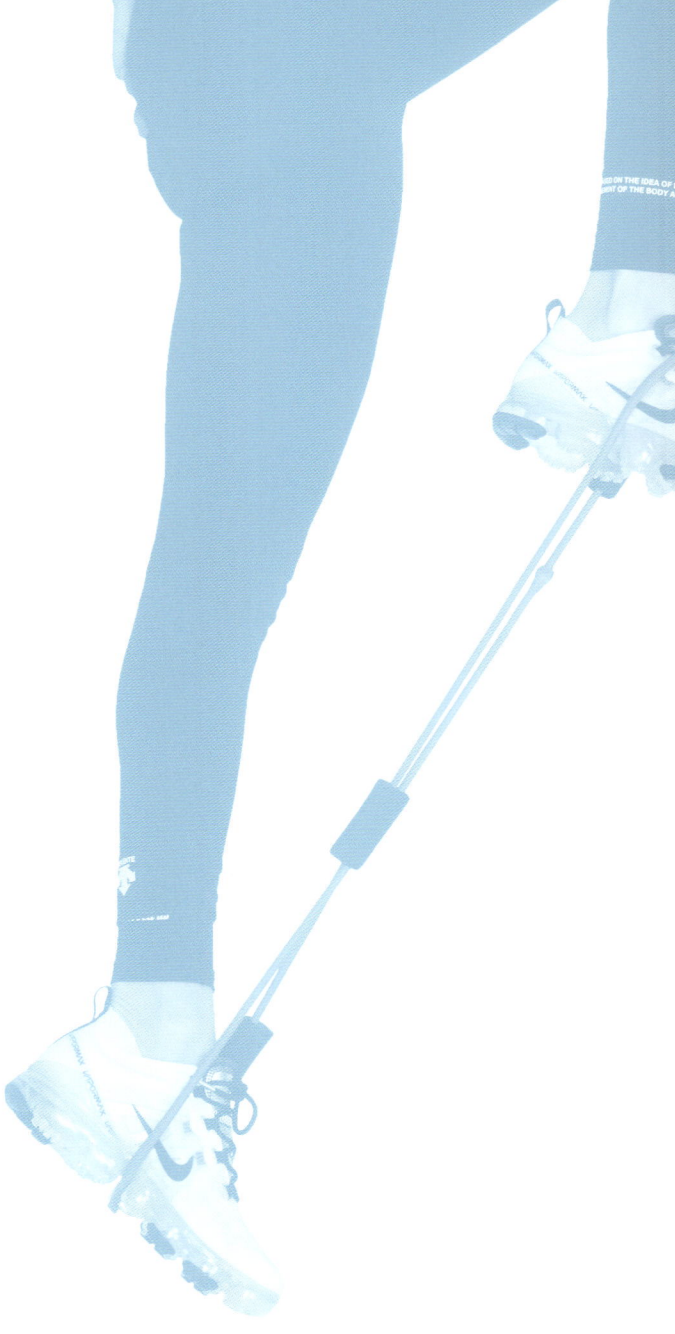

1. 서클링
2. 폼롤러
3. 세라밴드
4. 나비밴드
5. 릴링
6. 스트랩 스트레칭

밴드는 덤벨 등의 프리웨이트 소도구와는 달리 부상의 위험이
적고 지속적인 저항을 느낄 수 있어서 효과적입니다.
같은 밴드라도 더 짧게 잡거나 이중으로 겹쳐 잡으면 저항이
커지므로 개인의 수준에 맞게 탄성 강도를 조절하여 사용하세요.

나비밴드 1

하체:
힙 익스텐션

초보자 15회 3세트 | **중급자** 25회 3세트

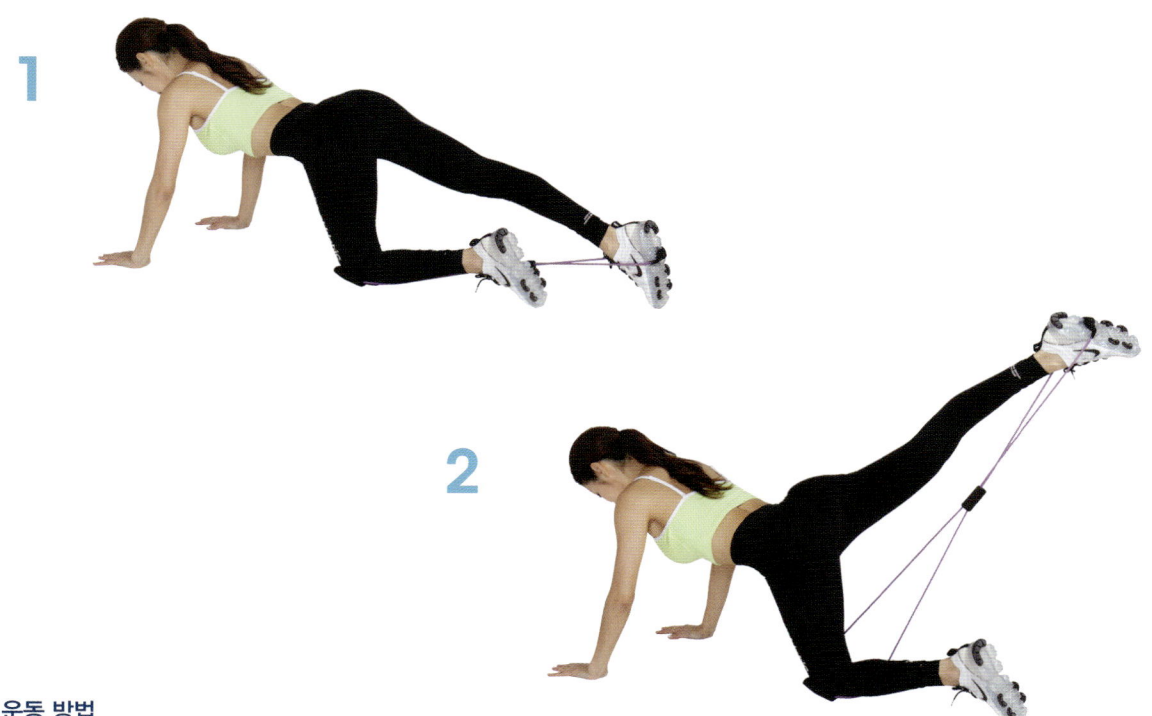

운동 방법

1. 밴드 한쪽 구멍에 한쪽 무릎을 끼워 놓고, 다른 한쪽 구멍에 다른 쪽 발바닥을 걸고 탑테이블 자세 (아기 기어가는 자세) 하기
2. 발바닥에 건 쪽의 다리를 뒤로 쭉 뻗기
3. 코어에 힘주고, 뻗은 다리 그 상태로 그쪽의 둔근의 힘으로 다리를 천장을 향하여 들어 올리기
4. 호흡은 밴드가 늘어날 때 곧, 다리를 올릴 때 내쉬기

주의할 점

- 허리가 젖혀지지 않도록 복근에 힘주기
- 다리를 차는 것이 아니라, 둔근 즉 엉덩이가 이완되고 수축되는 힘에 집중해서 동작 시행하기.

나비밴드 2

상체:
업라이트 로우

초보자 15회 3세트 | **중급자** 25회 3세트

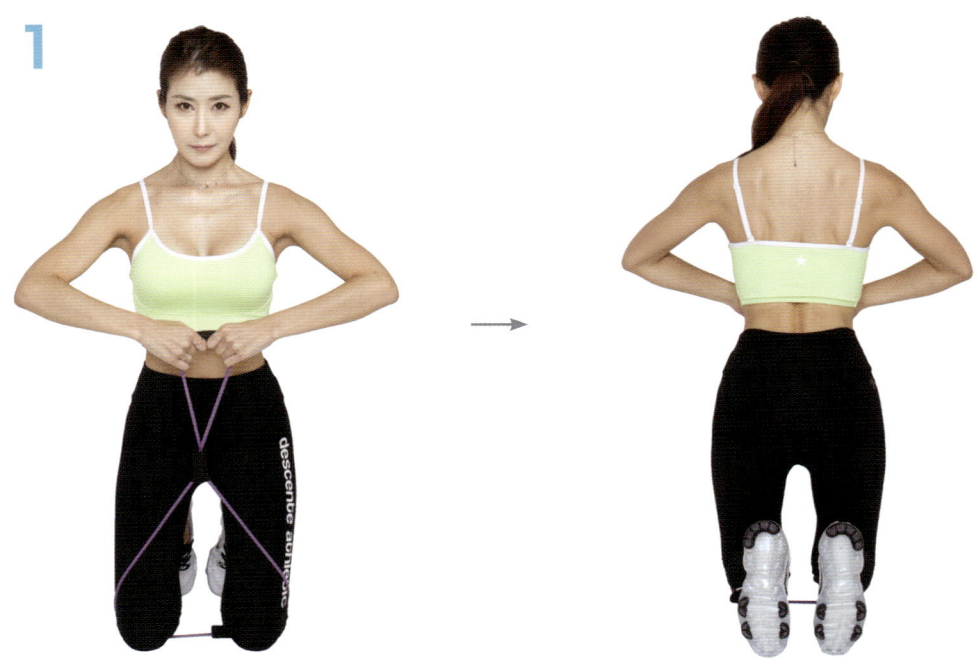

운동 방법

1. 나비밴드 한쪽 홀에 양쪽 무릎을 끼워 매트에 무릎으로 서기
2. 양손으로 밴드 다른 쪽 홀 부분을 잡고 코어에 힘주기

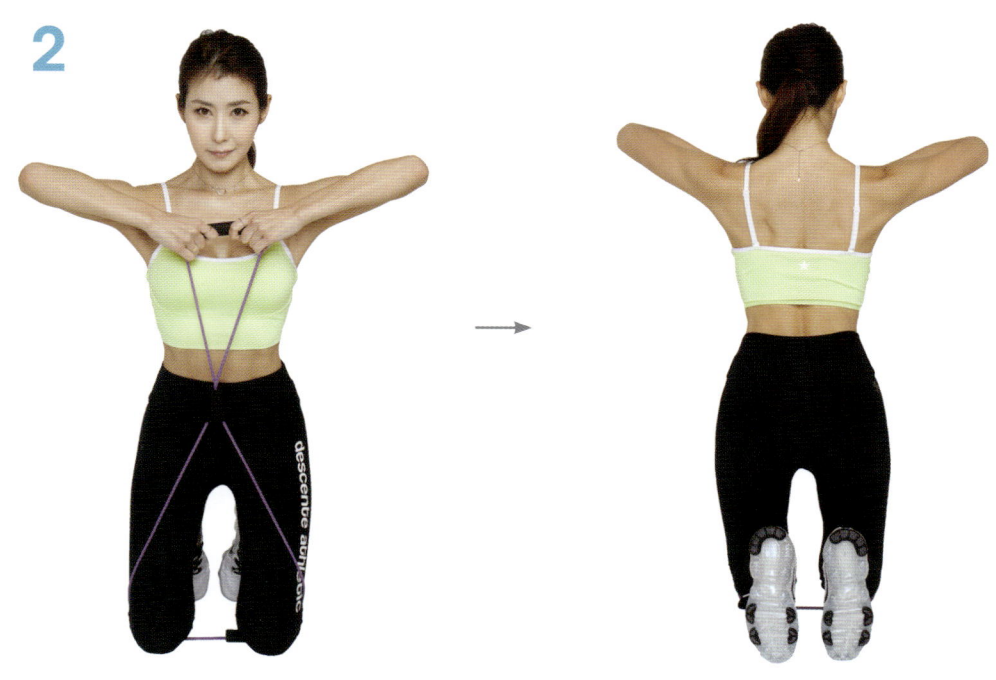

운동 방법

3 승모근을 최대한 이완하고 어깨의 힘으로 팔꿈치를 천장으로 들어 올려 밴드가 따라 늘어나게 하기
4 호흡은 양쪽 팔꿈치를 들어 올릴 때 내쉬기.

주의할 점

• 밴드를 늘어나게 하려고 하지 말고, 어깨의 힘으로 밴드가 당겨지도록 집중하기.

나비밴드 3

복부:
라잉 니업

초보자 15회 3세트 | **중급자** 25회 3세트

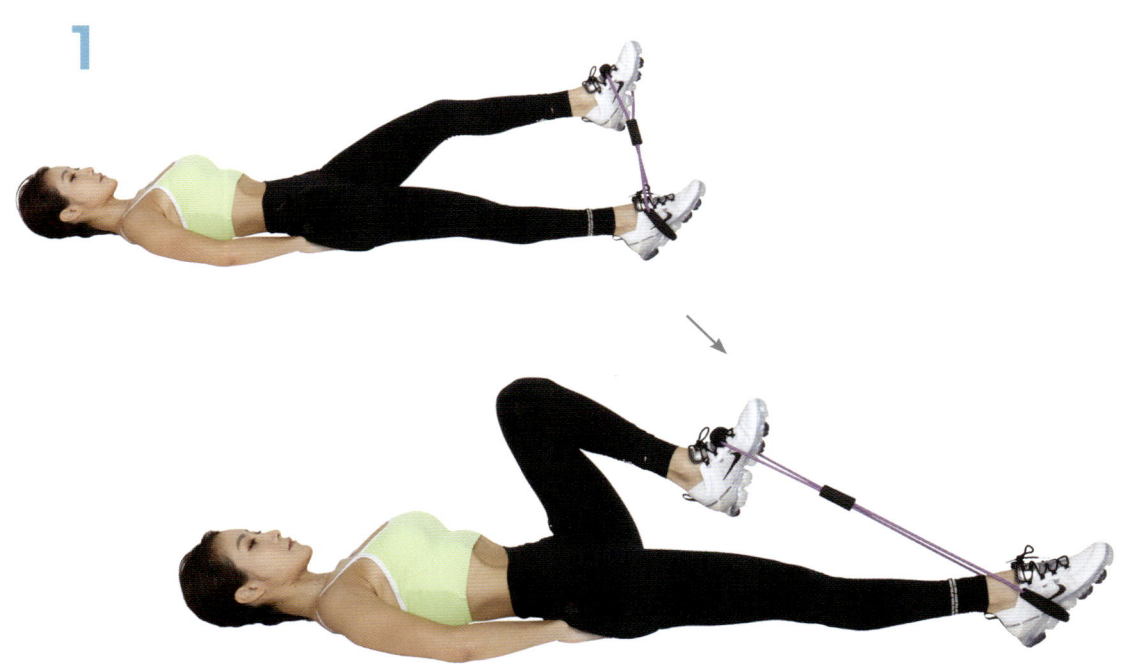

운동 방법

1. 천장을 보고 누워 밴드 한 부분에 한쪽 발바닥을 걸고
   다른 부분은 반대편 발등에 걸기

2

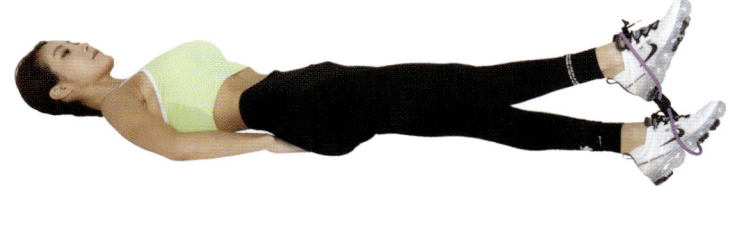

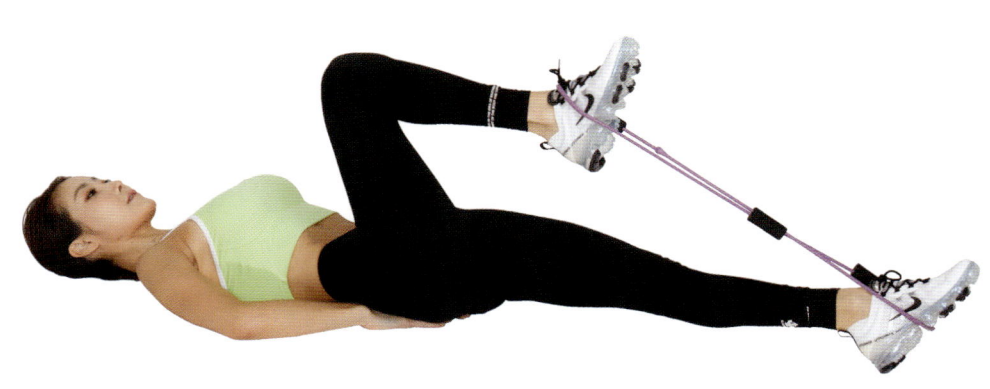

운동 방법

2 하복부 힘으로 발등에 걸린 밴드를 무릎을 굽혀 가슴 쪽으로 끌어당기기

3 호흡은 무릎을 가슴으로 끌어올릴 때 내쉬기

주의할 점

- 다리 힘으로 밴드를 당기는 것이 아니라, 하복부 힘으로 끌어올리는 것에 집중하기.

05

1. 서클링
2. 폼롤러
3. 세라밴드
4. 나비밴드
5. **릴링**
6. 스트랩 스트레칭

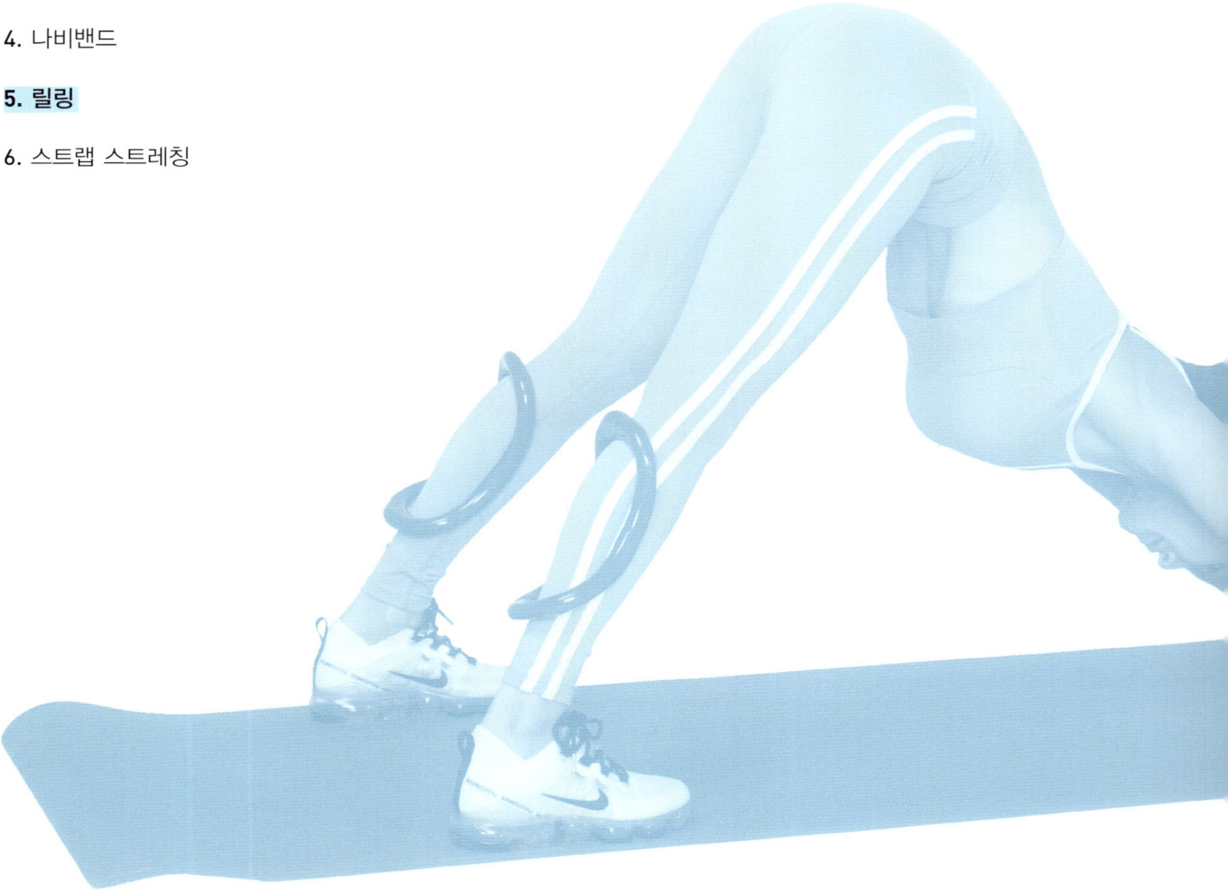

릴링 1
고관절 마사지

10초씩 반복 10회 이상

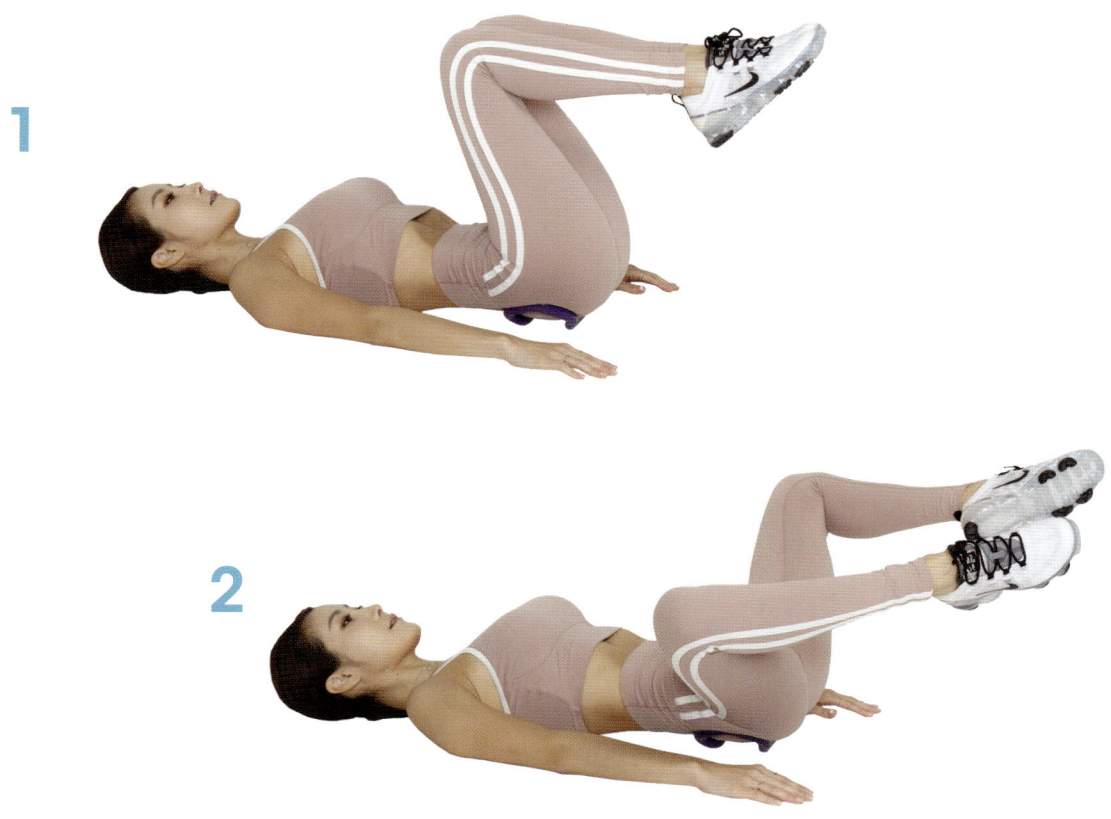

운동 방법

1. 릴링을 가로 방향으로 하고 엉덩이 상부 쪽 근육에 위치하기
2. 천천히 무릎을 가슴 방향으로 모아 올리고 양쪽 바깥쪽으로 원을 그리듯 돌려주기
3. 호흡은 무릎을 바깥쪽으로 돌릴 때 내쉬기

주의할 점

- 릴링이 골반에 닿지 않도록 위치 설정 잘하기.

릴링 2

종아리
(다운독 자세)

10초씩 반복 10회 이상

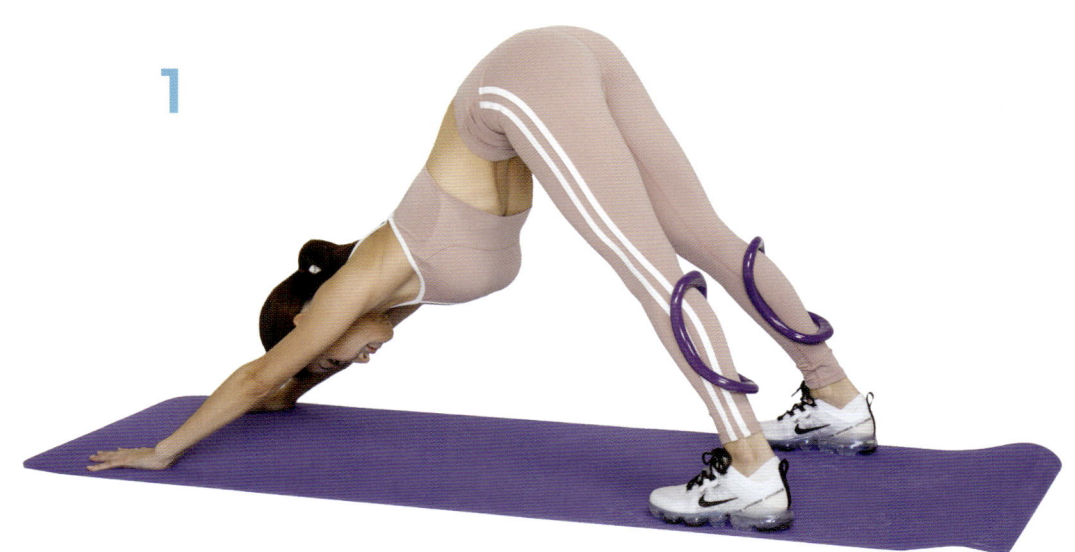

운동 방법

1. 릴링 홀을 아킬레스건 밑에서부터 껴서 종아리 방향으로 올릴 수 있는 만큼 올리기
2. 상체를 앞으로 숙여 다운독 자세를 하고 한쪽 무릎을 구부려 반대편 발뒤꿈치는 매트를 꾹 눌러 자극을 강하게 주기

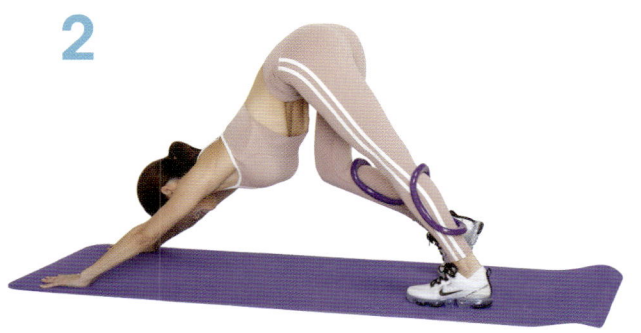

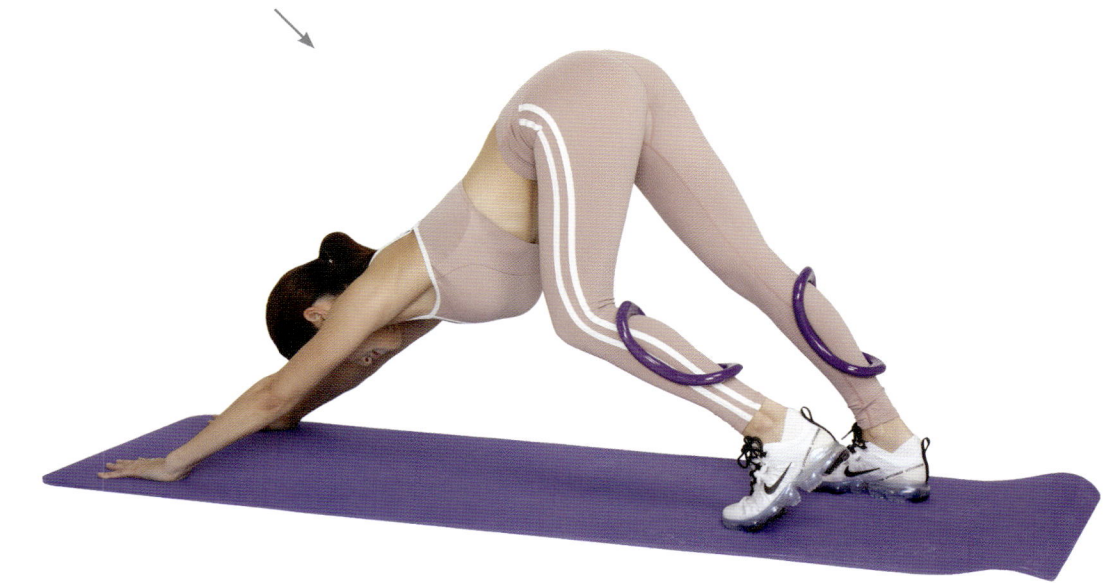

운동 방법

3. 호흡은 한쪽 무릎을 구부려 반대편 다리가 스트레칭 될 때 내쉬기

주의할 점

- 릴링이 종아리까지 올라오지 않더라도 혈액순환 및 다리 부종 완화 효과는 비슷하므로 지나치게 릴링을 올리려고 하지 말기.

05

1. 서클링
2. 폼롤러
3. 세라밴드
4. 나비밴드
5. 릴링
6. **스트랩 스트레칭**

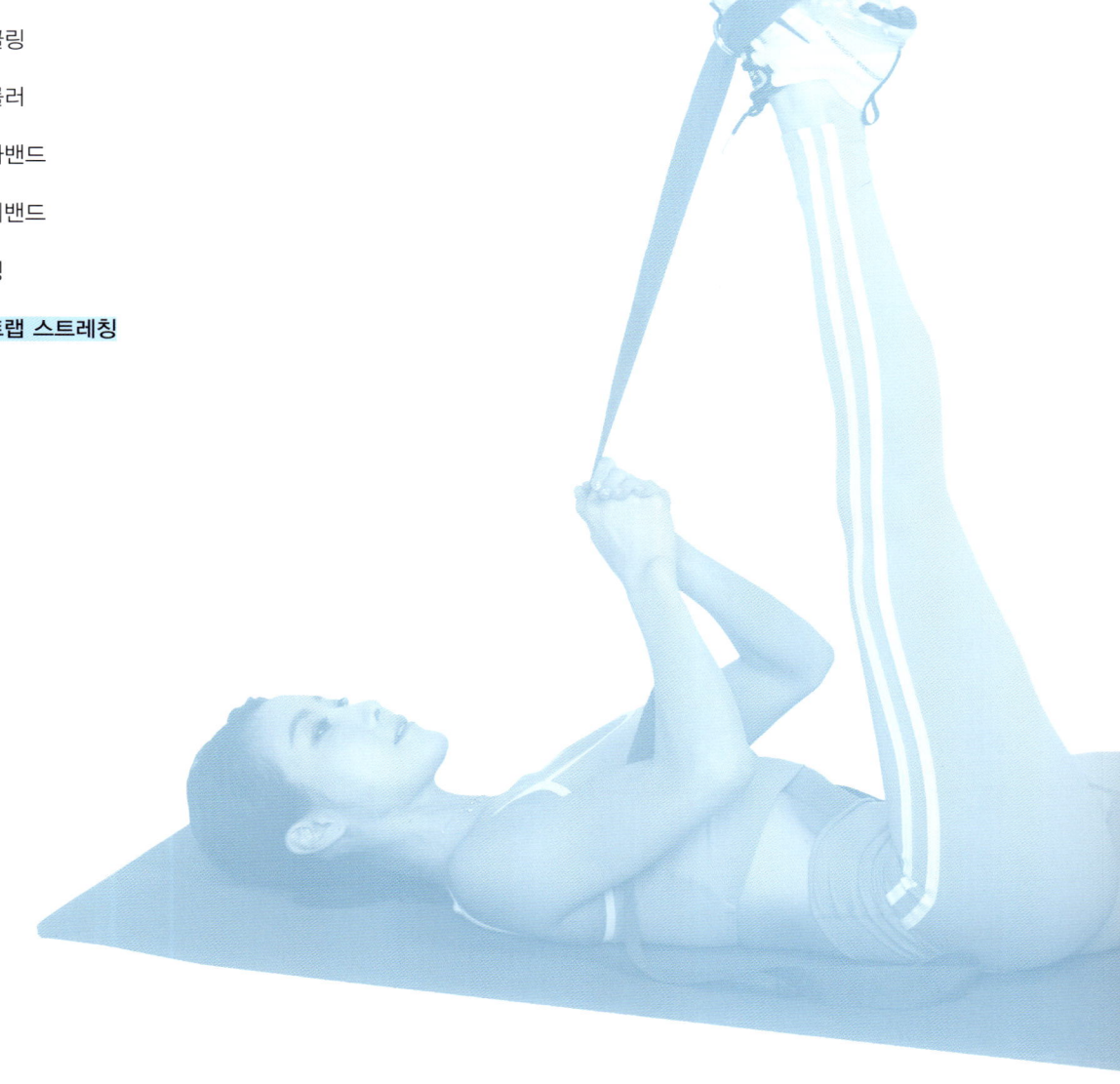

스트랩 스트레칭 1
대퇴이두근

10초씩 반복 3회 이상

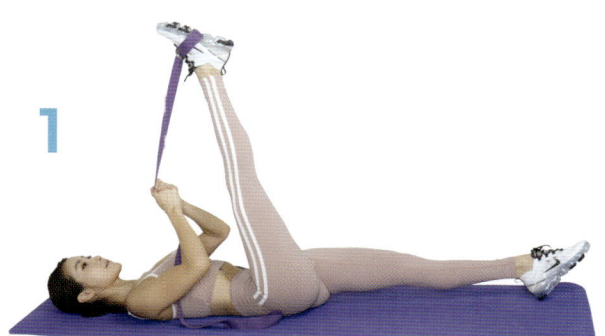

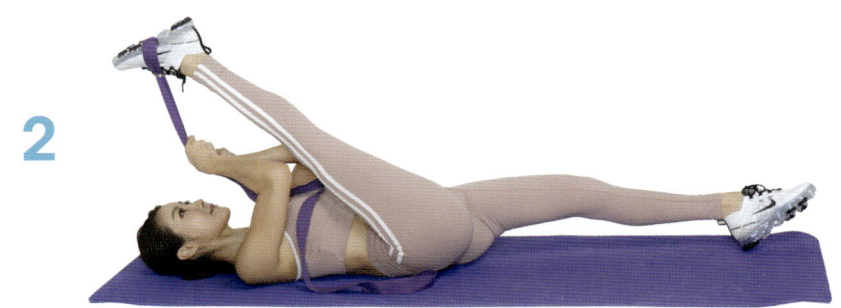

운동 방법

1. 한 발을 스트랩 밸트에 걸고 뒤로 뻗고, 다른 발은 무릎을 구부려 구부린 쪽 방향을 향해 몸을 틀어 앉기
2. 양손을 뒤로하여 스트랩을 잡고 머리 위로 당기며 천천히 앞쪽 허벅지 이완시키기
3. 호흡은 참지 말고 편안하게 하기

주의할 점

- 반동을 주지 말고 할 수 있는 만큼 당겨 10초 버티기.
- 유연성 향상에 도움이 되도록 내쉬는 숨에 조금 더 스트레칭하기.

스트랩 스트레칭 2
대퇴사두근

10초씩 반복 3회 이상

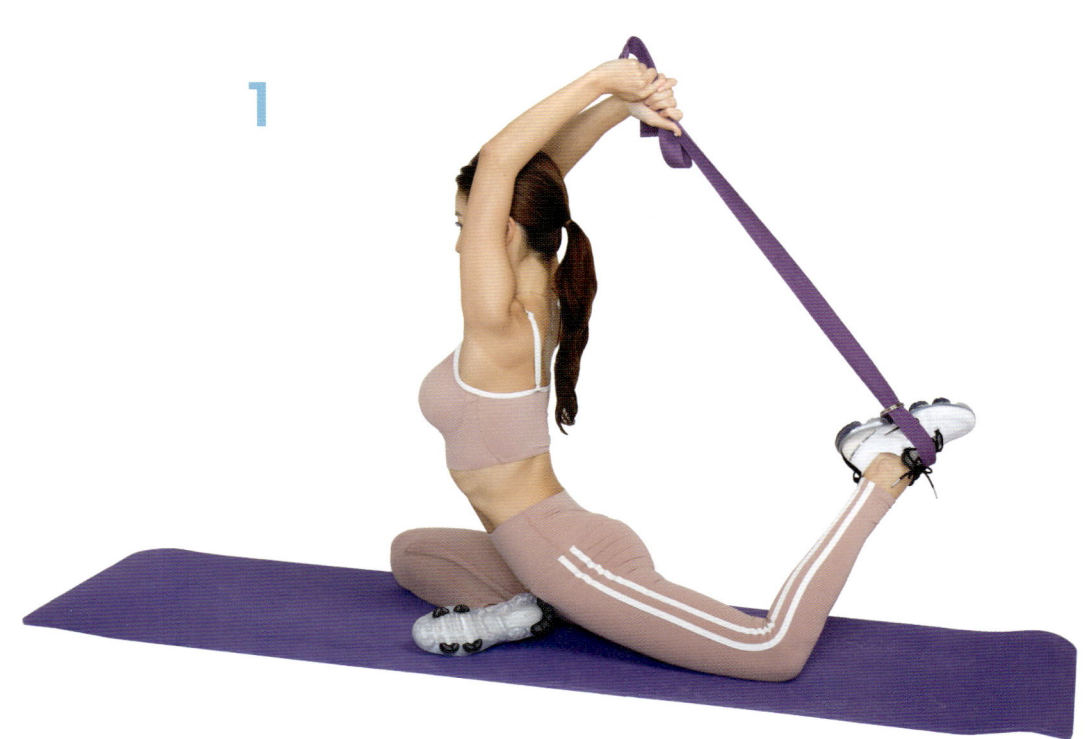

1

운동 방법

1. 바로 누워서 한쪽 발에 스트랩 벨트를 걸고 몸쪽으로 당기기
2. 다른 쪽 다리는 최대한 땅에서 떨어지지 않기

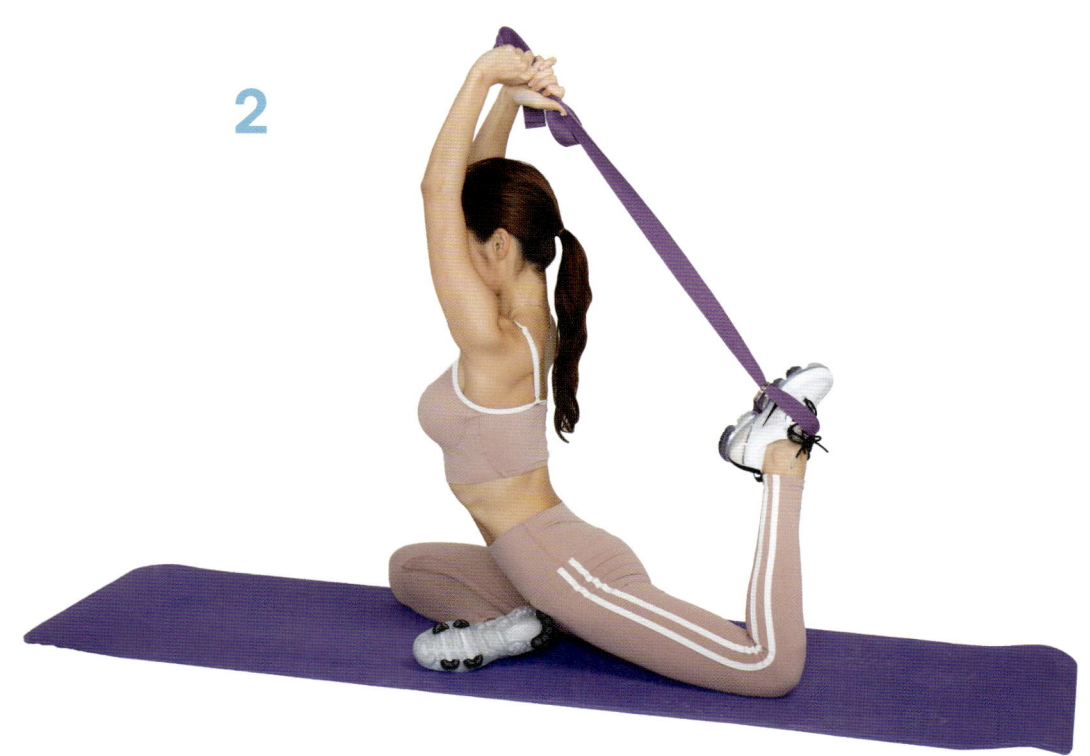

운동 방법

3 호흡은 참지 말고 편안하게 하기

주의할 점

- 반동을 주지 않은 상태에서 10초간 머물며 호흡하기.
- 유연성 향상에 도움이 되도록 내쉬는 숨에 조금 더 스트레칭하기.

PART 3

일상에서도
피트니스 24시

눈뜨자마자
침대 스트레칭

1 기지개 펴기

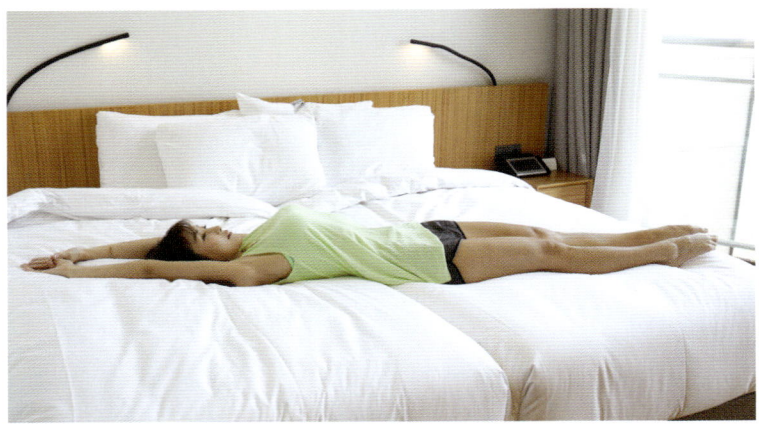

2 한쪽 무릎씩 가슴으로 당기기

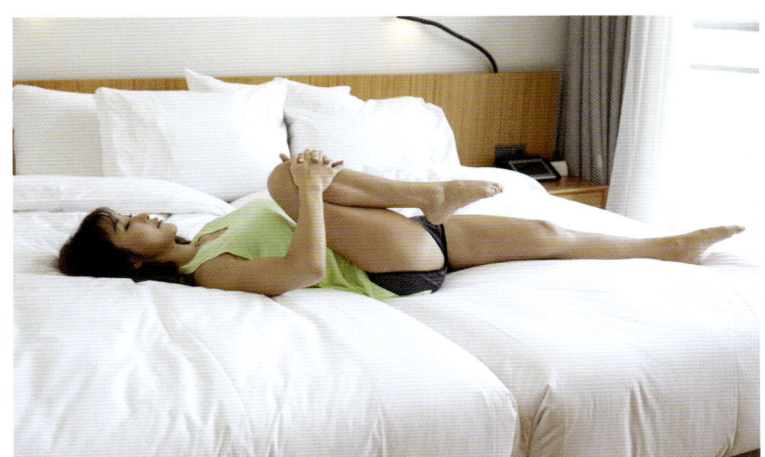

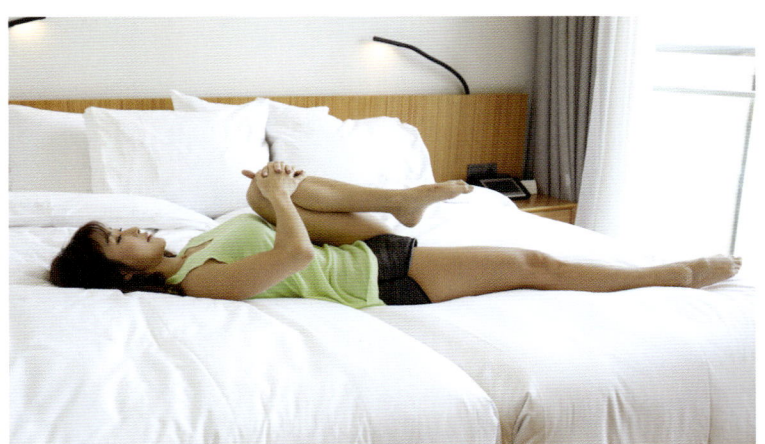

3 양쪽 무릎 당기기

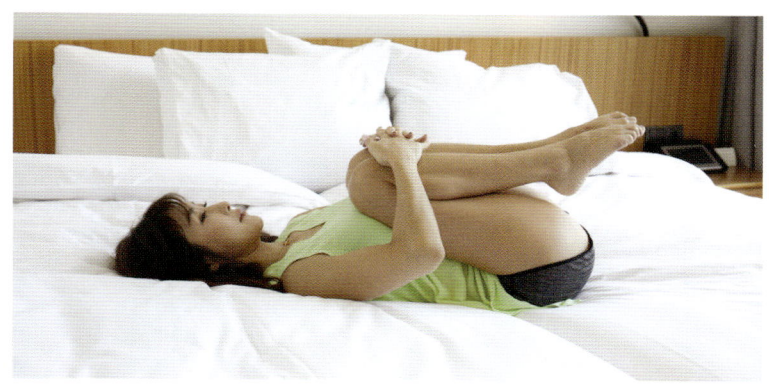

4 발바닥 모아 발끝 당기기

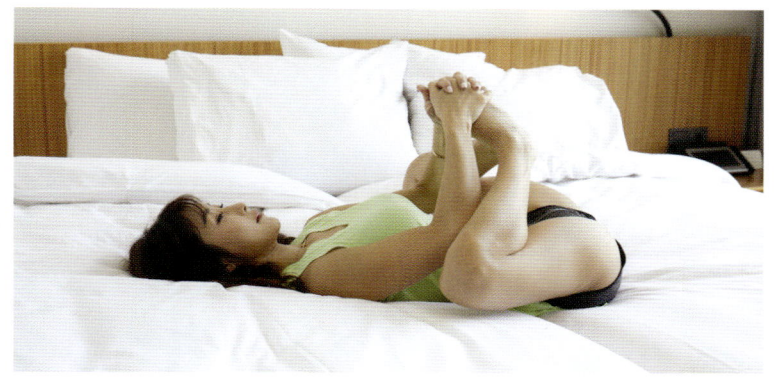

5 오른 다리 구부려 왼발 위로 놓고 허벅지 안아 깍지 끼고 당기기

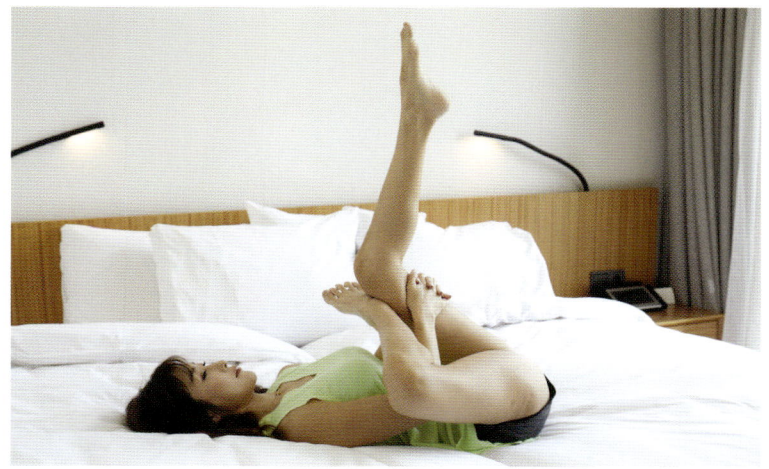

6 몸통 트위스트

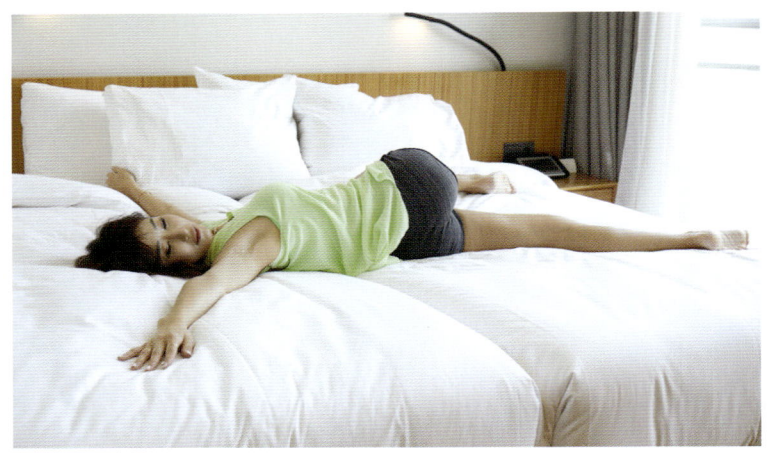

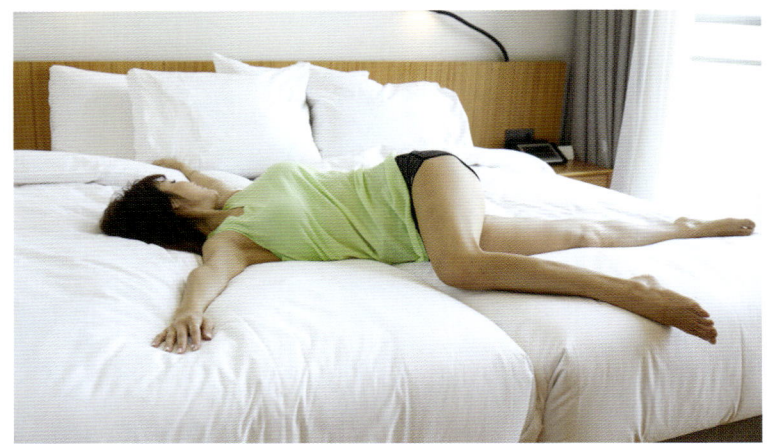

7 무릎 펴서 한 다리씩 당기기

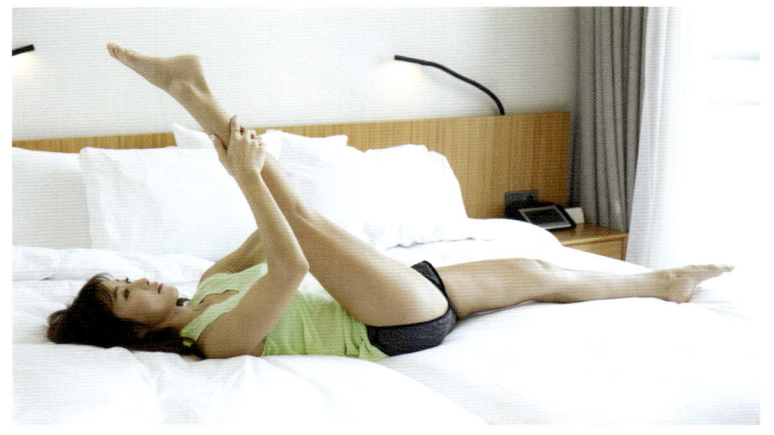

8 양쪽 다리 편 상태로 끌어안기

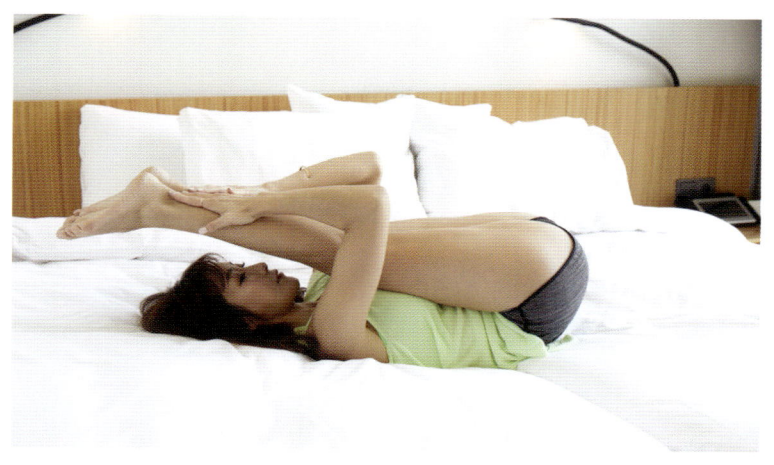

9 등 굴리기 10회

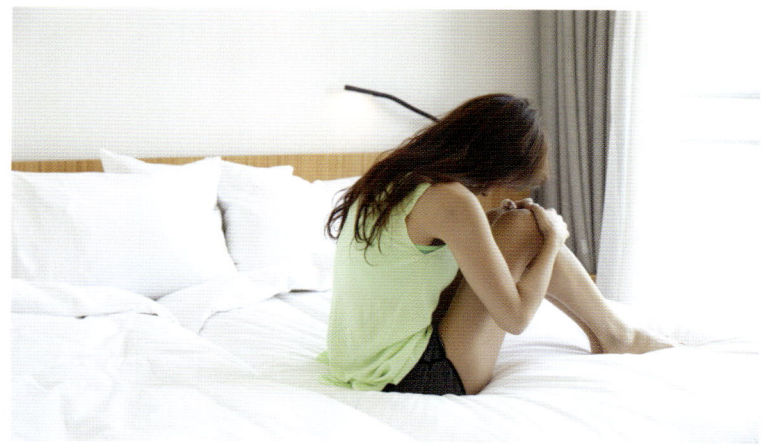

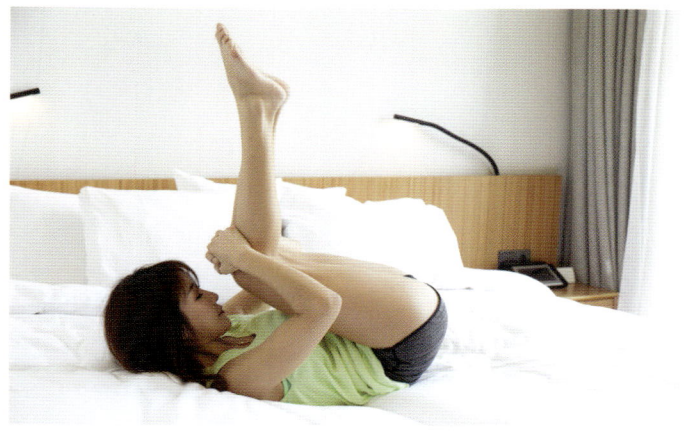

10 앉아서 한 다리 접고 앞으로 숙이기

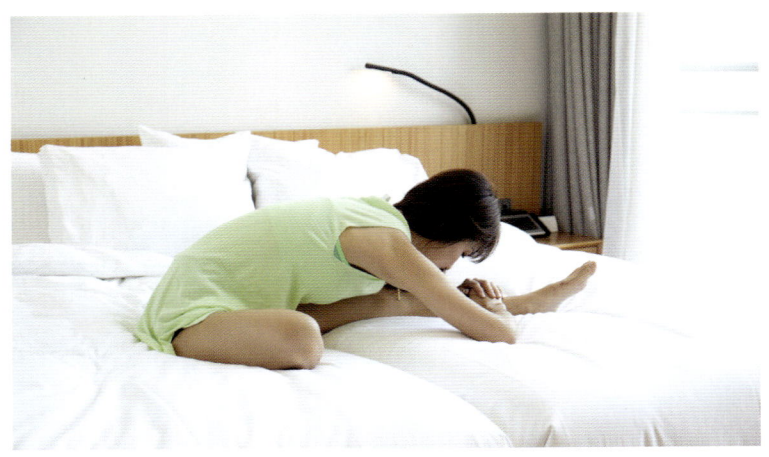

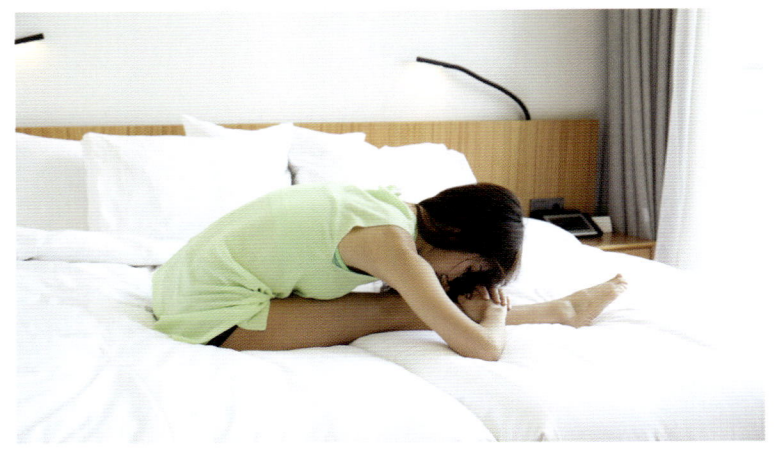

11 무릎 세워 몸통 비틀기

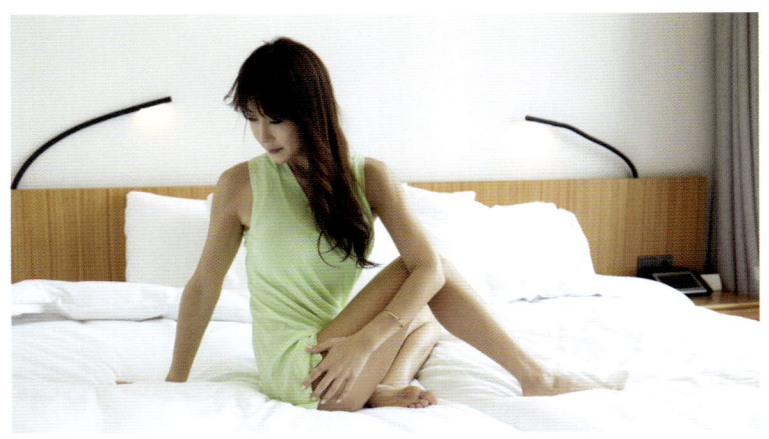

12 양쪽 발 모아 앞으로 숙이기

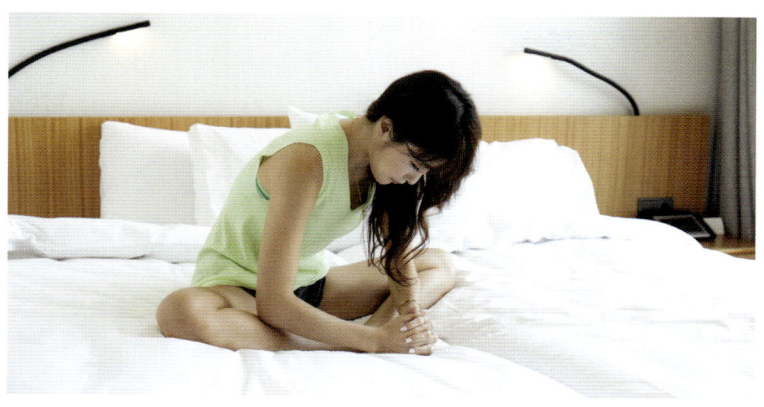

13 앞뒤 박수 10회

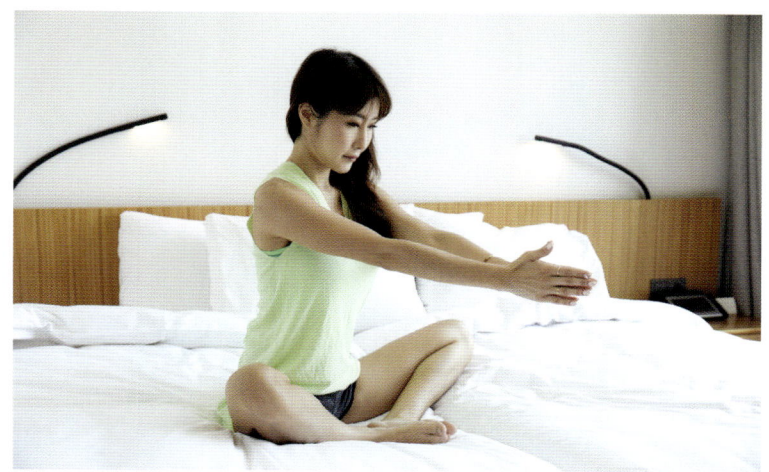

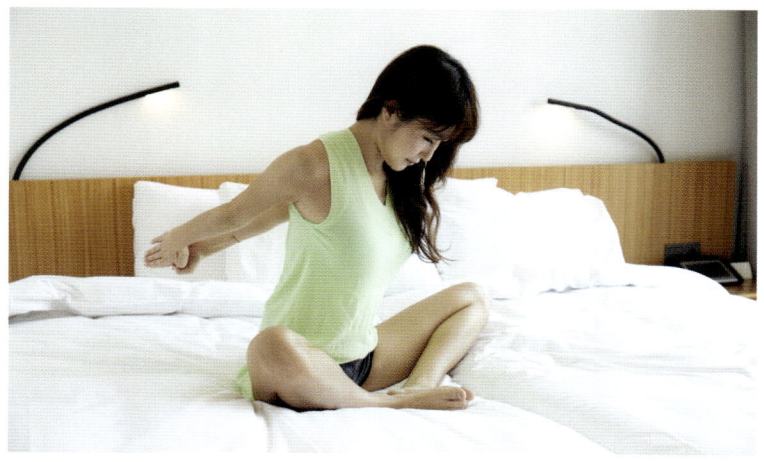

**식사 준비하면서
종아리 운동(혈액순환,
부종 제거)**

1. 발뒤꿈치를 쭉 들어 올렸다가 내리기 반복하기
2. 혈액이 몰려 부기가 생기는 종아리의 혈액순환을 도와 부종을 제거하며 탄력주기

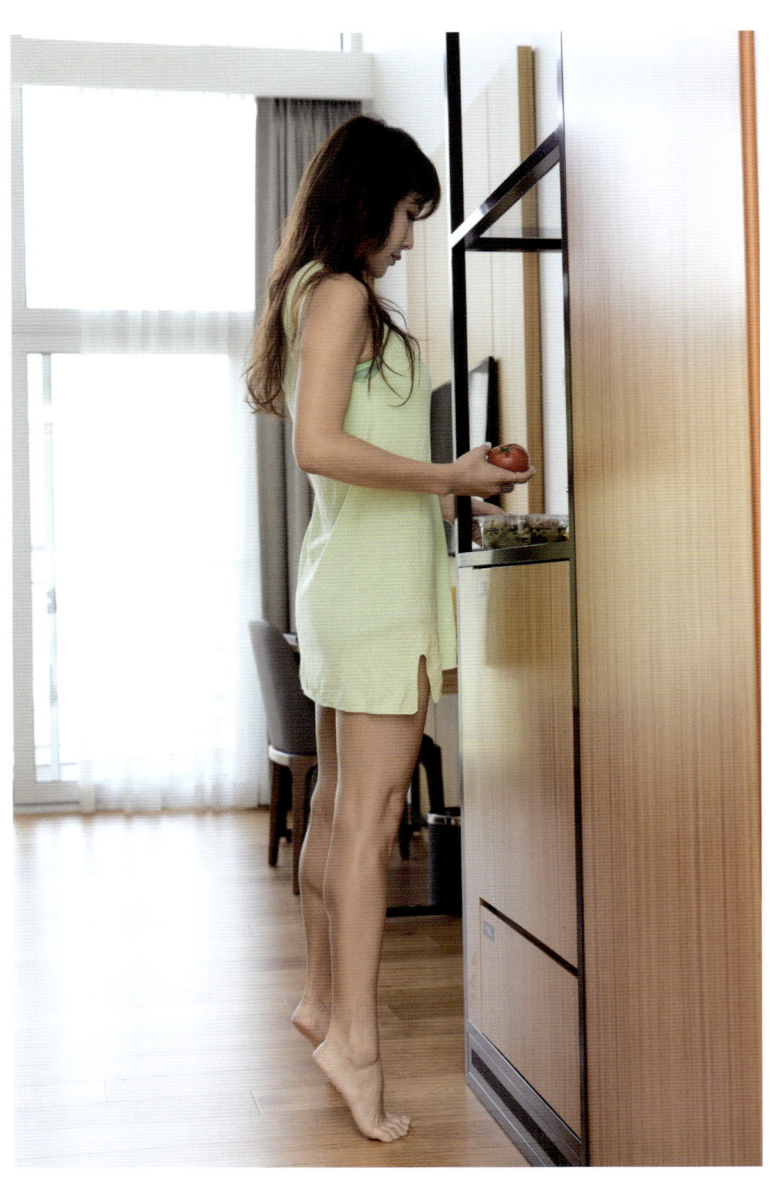

식사 준비하면서
사이드 레그레이즈

1 엉덩이 바깥쪽 중둔근을 운동하여 네모난 식빵 힙에서 동그란 애플 힙으로 바꾸기

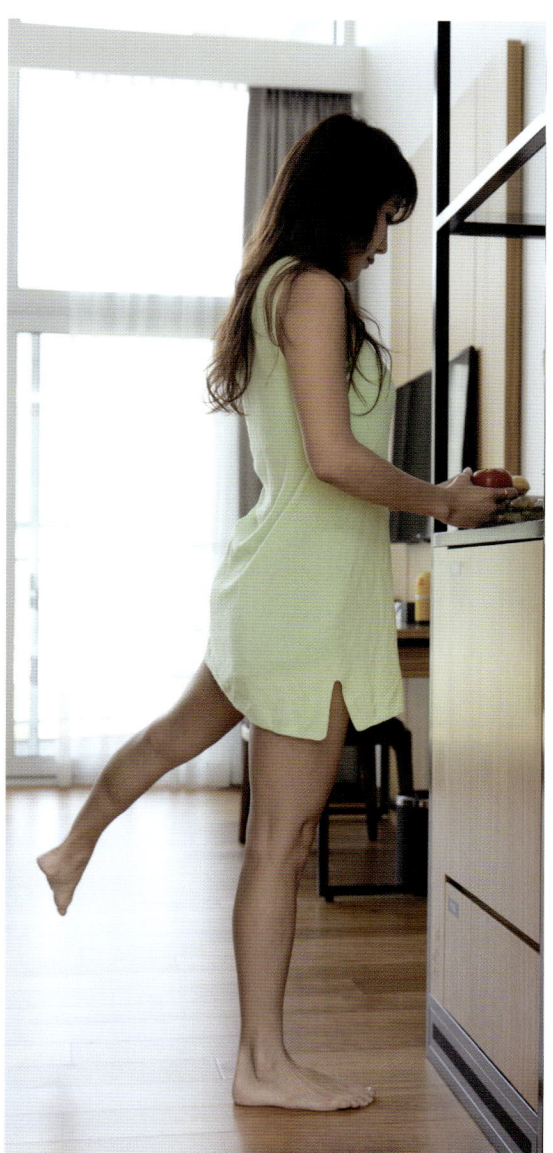
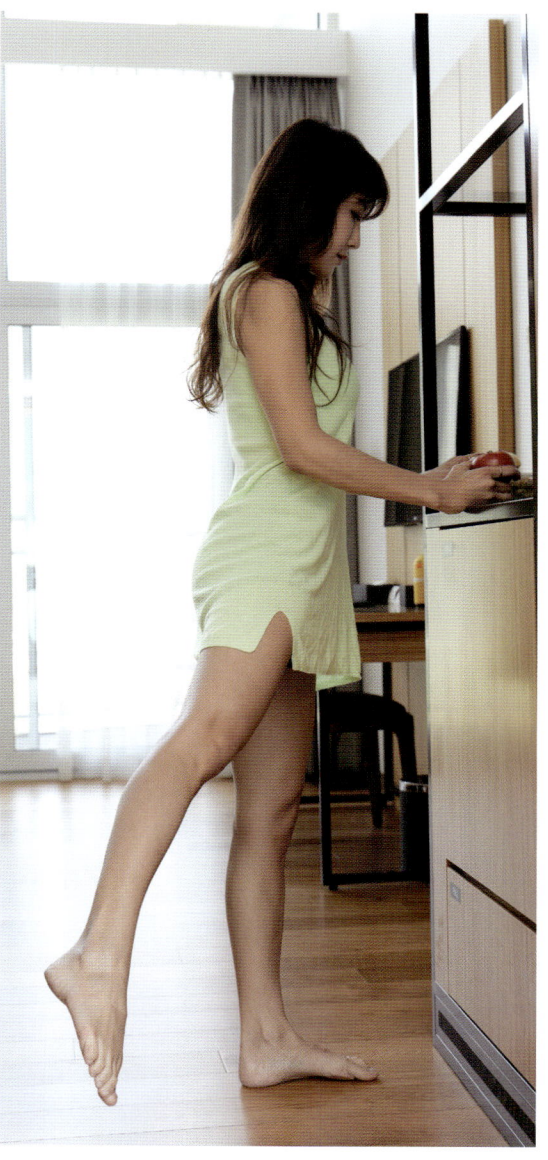

청소할 때
사이드 런지(걸레 사용)

1 한쪽 발은 축이 되고, 다른 한쪽으로 걸레를 밀어서 다리를 슬림하게 하고, 엉덩이도 업 시키기

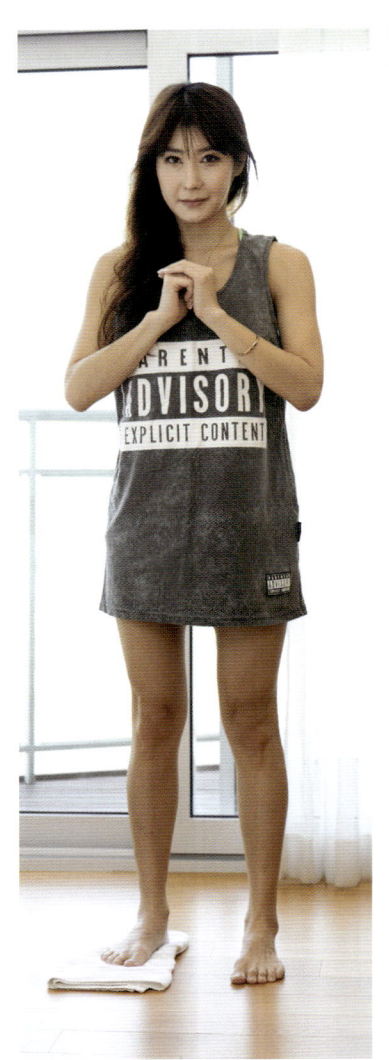
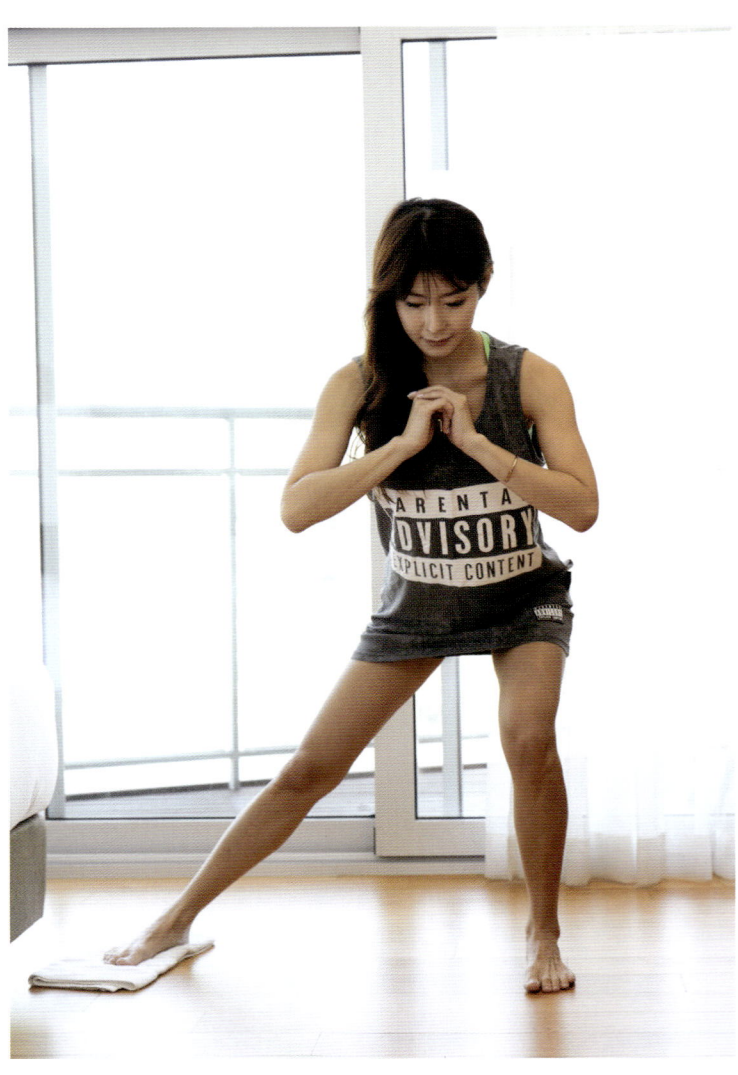

청소할 때
**양손으로 밀고 당기며
가슴, 등 운동**

1 양손으로 헝겊을 위아래로 움직이며 겨드랑이 부분의 근육을 자극하여 민소매 입을 때 신경 쓰이는 부분 정리하기(몸을 지지하고 버틸 때 쓰이는 등 근육도 운동이 됨)

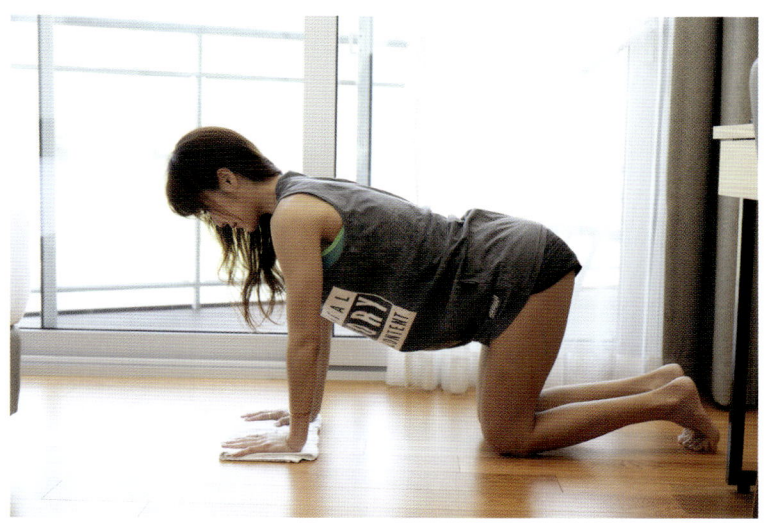

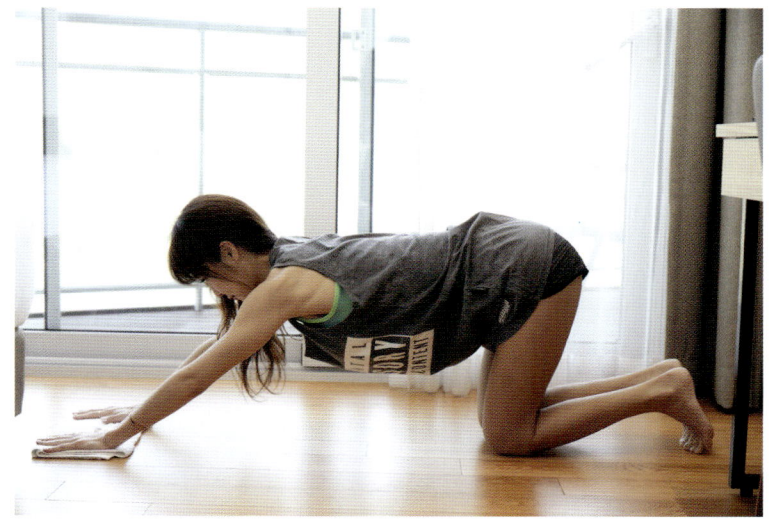

청소할 때
창문 닦을 때
와이드 스쿼트

1 팔로 위아래를 닦기보다 하체를 이용하여 닦으면, 대근육을 써서 칼로리 소모도 훨씬 높을 뿐 아니라, 탄력 있는 하체 만들기

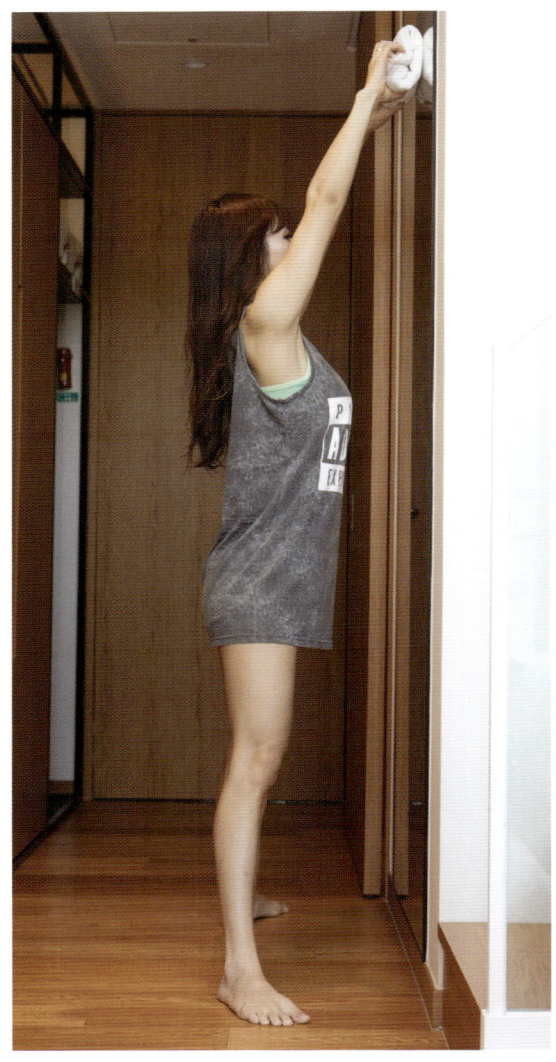
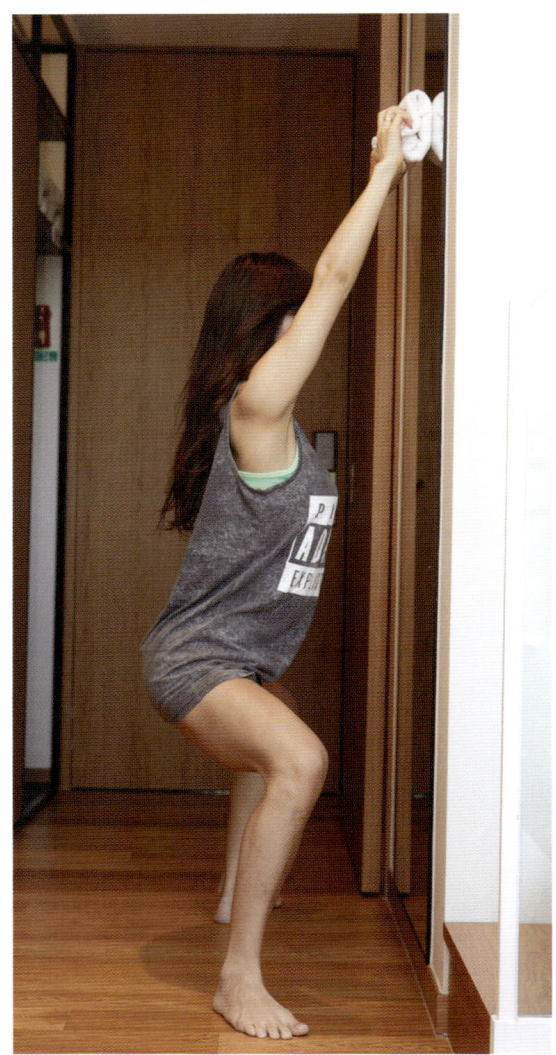

즐거운 칼로리 태우기,
워킹과 산책 사이
**발뒤꿈치를 누르며
걸으며 뒤쪽 허벅지부터
엉덩이까지 힘이
들어가는 것 느끼기**

1️⃣ 코어 긴장을 항상 풀지 않으면 체형 교정과 혈액순환도 잘되어 장 기능 향상에도 도움이 됨

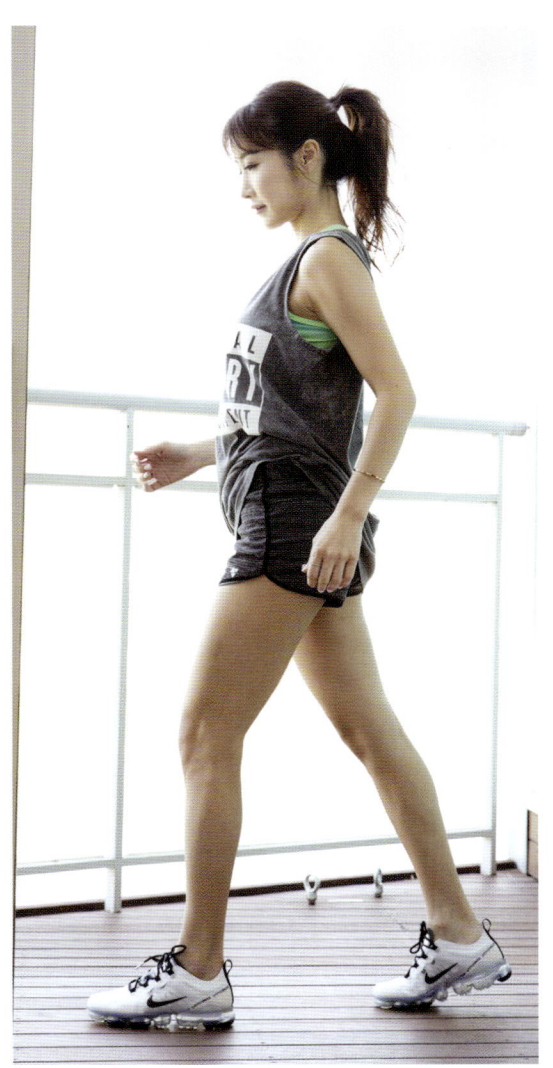
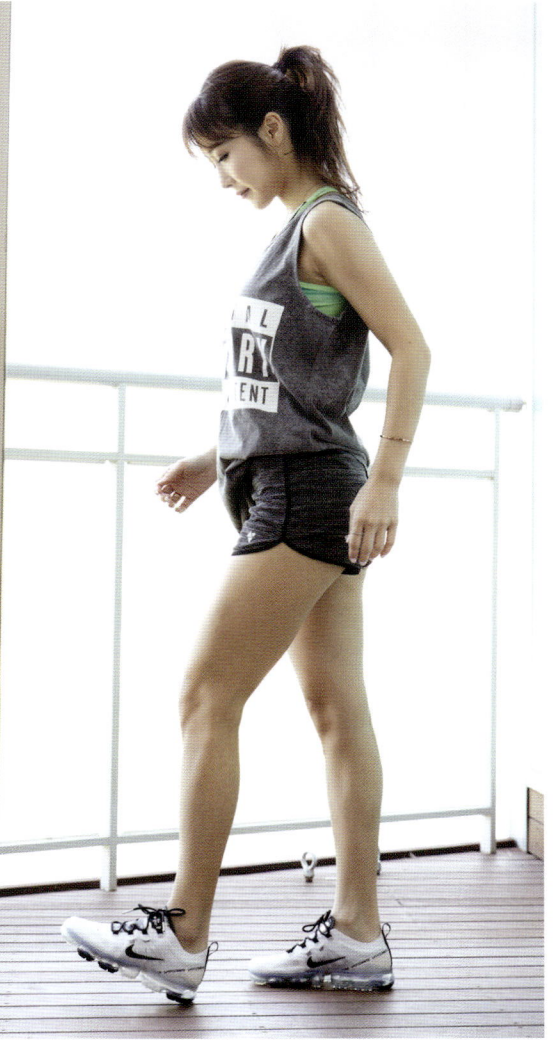

SPECIAL PART

다솔맘의
고강도 트레이닝

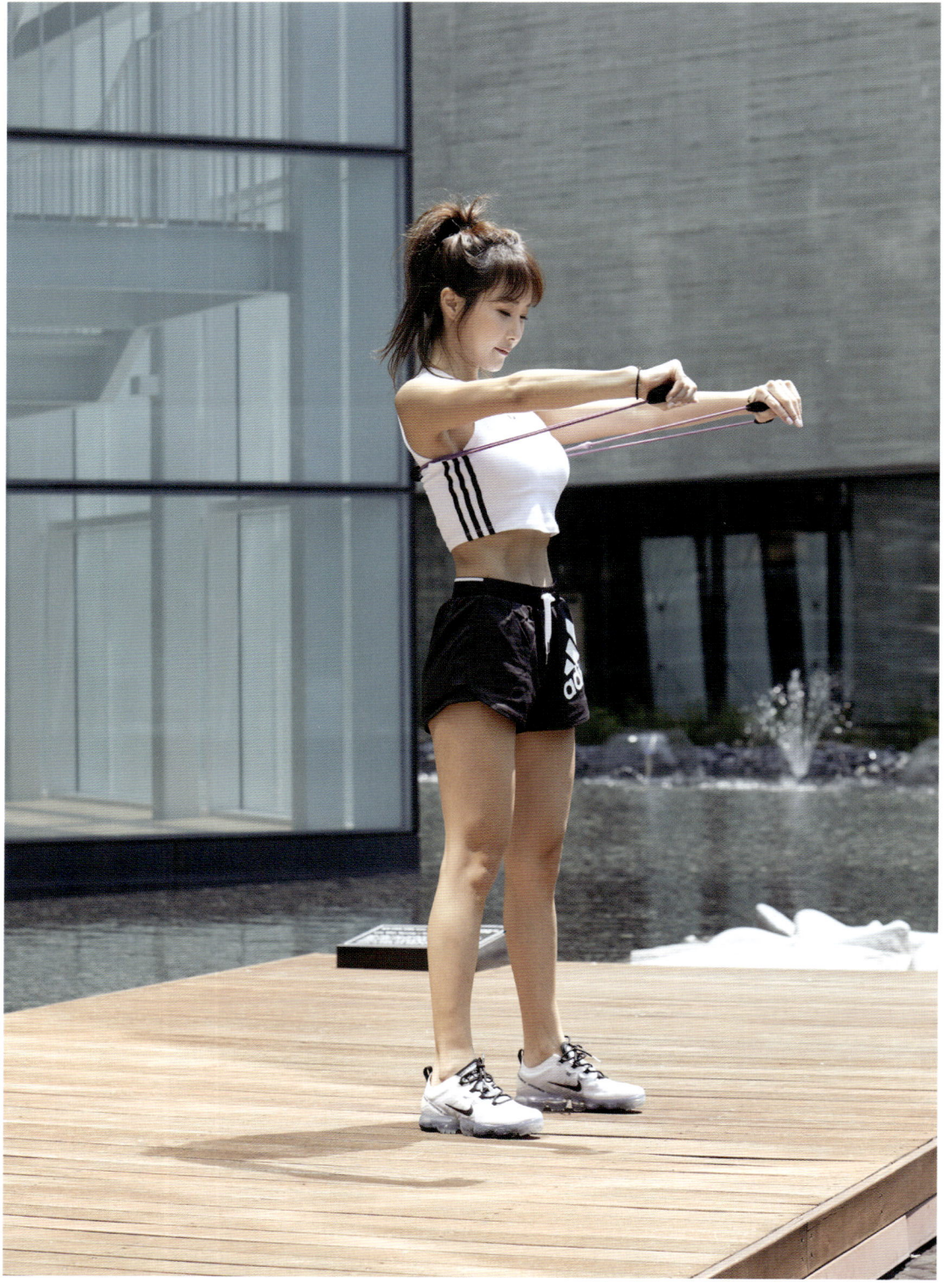

SPECIAL

다솔맘의 333 복근 운동
(전신+복부 전체)

전신 근력을 키움과 동시에 옆구리를 포함한 복부
전체에 자극이 가는 플랭크 변형 3가지 동작을
루틴으로 다솔맘이 아침저녁에 하는 동작입니다.
운동 루틴 중에 가장 인기 있는 루틴입니다.

333 복근 운동 1
마운팅 클라이밍 30초

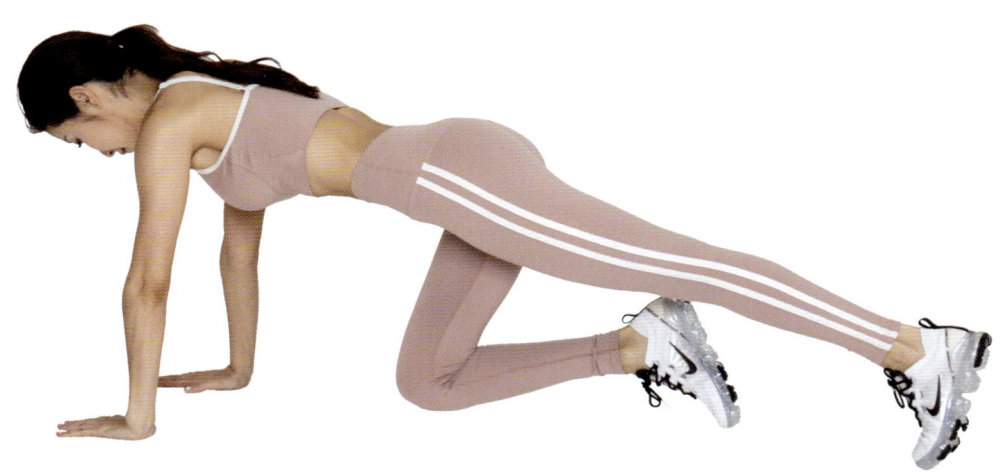

1

운동 방법

1. 플랭크 자세: 양손 어깨가 매트와 수직선상에 오도록 매트를 짚고, 두 다리를 뻗어 귀~골반 측면 ~복숭아뼈가 일직선상이 되도록 복근과 둔근 즉, 코어에 힘을 주고 버티는 전신 근력 강화 자세

2

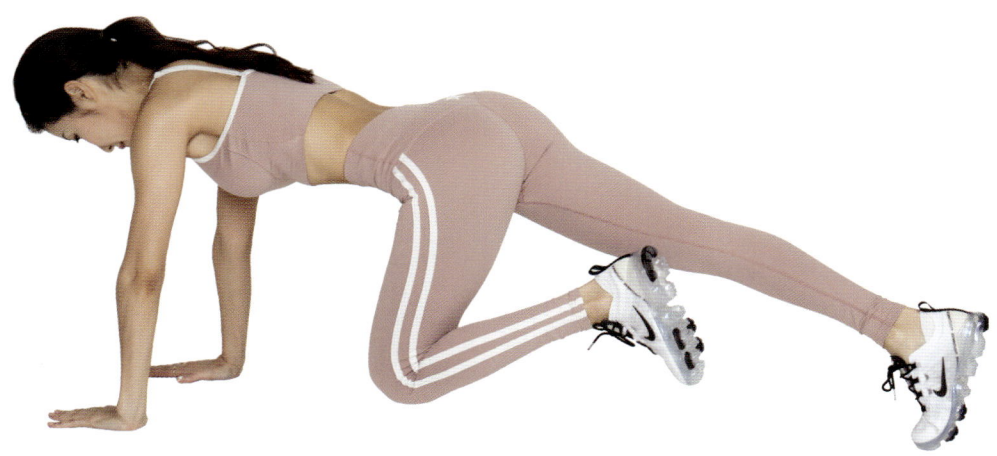

운동 방법

2 플랭크 자세를 하여 다리를 교차로 무릎을 하복부의 힘으로 가슴까지 끌어올리기

3 호흡은 무릎을 끌어올릴 때 내쉬기

주의할 점

• 어깨에 부담이 가지 않도록, 양손을 짚을 때 어깨가 머리 쪽으로 솟지 않도록 가슴의 힘으로 지지하기.

333 복근 운동 2

엘보 플랭크 트위스트 30초

1

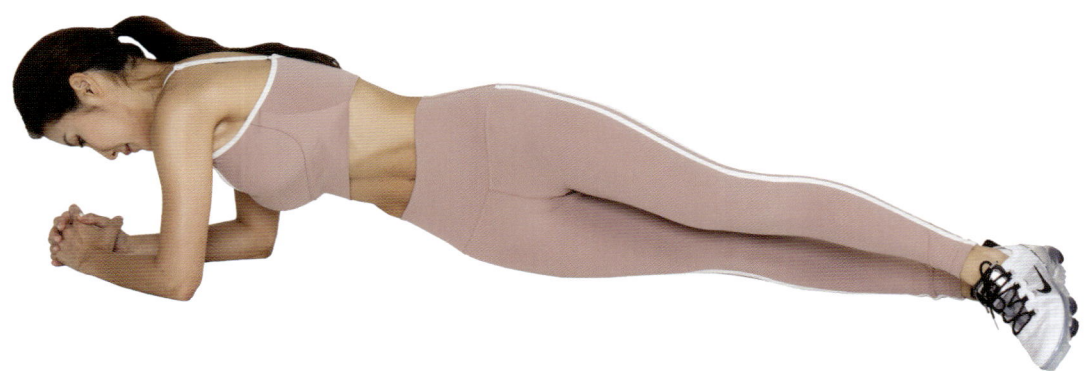

운동 방법

1. 팔꿈치를 매트로 닿게 하여 상체를 지지하여 플랭크 자세에서 양발을 모으고 코어에 힘주기
2. 옆구리 힘으로 몸통을 틀어 한쪽 골반 측면이 매트에 닿을락 말락 기울였다가 반대 방향 또한 번갈아 가며 실시

2

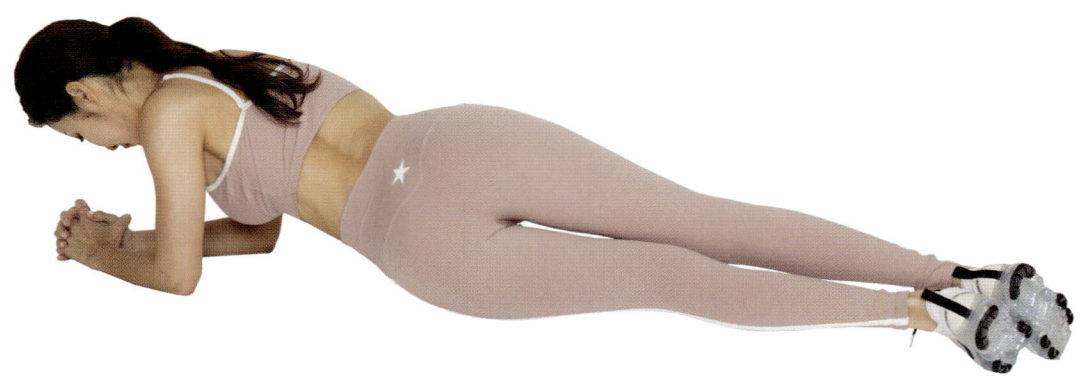

운동 방법

3 호흡은 골반이 매트를 향할 때 내쉬기

주의할 점

- 트위스트 시 골반을 비틀려고 하지 말고, 위쪽 옆구리 힘으로 내려가 있는 골반을 끌어올린다고 생각하며 집중하기

333 복근 운동 3
엘보 플랭크
30초

1

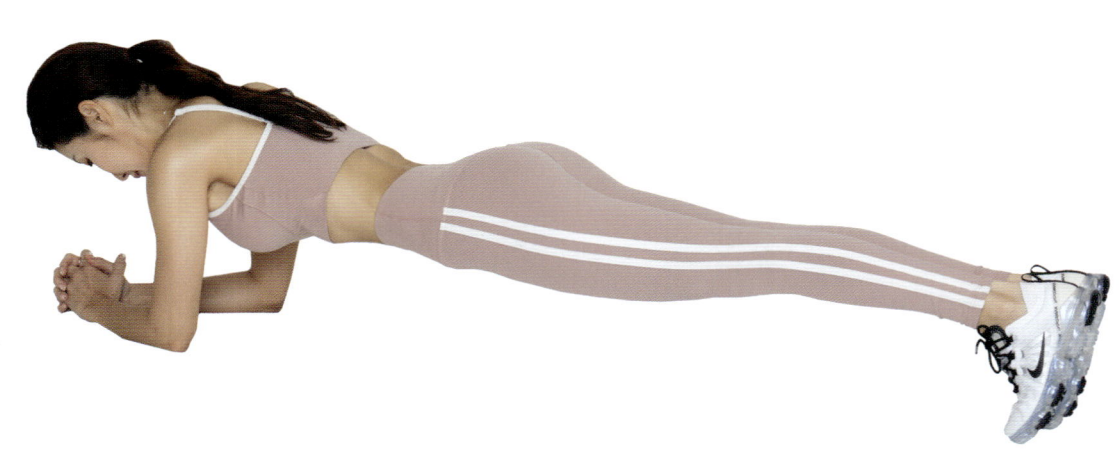

운동 방법

1. 팔꿈치로 매트를 누르며 상체를 지지하고 양발은 골반 너비로 벌려서 옆에서 보았을 때 머리부터 발까지 일직선이 되도록 하기
2. 복근과 둔근에 힘을 줘서 몸 전체가 막대기 같은 느낌으로 버티기
3. 호흡은 규칙적으로 편하게 하기

주의할 점

• 상체를 지지하는 힘은 어깨관절이 아니라 가슴근육의 힘임을 기억하여 어깨가 위로 솟지 않도록 하기.

SPECIAL

다솔맘의 타바타
(고강도 인터벌 트레이닝법)
(High Intensity Interval Training)

고강도 인터벌 트레이닝법 HIIT

고강도 인터벌 트레이닝법 HIIT(High Intensity Interval Training: 고강도 인터벌 트레이닝, 간헐적 운동)란 요새 핫한 '타바타 운동'을 포함하는 것입니다.

연구에 따르면 HIIT를 하면 일반 유산소운동을 할 때보다 체지방이 훨씬 많이 연소된다고 합니다. 심지어 HIIT 루틴의 운동이 끝난 뒤에도 체지방과 칼로리를 연소시킨다고 합니다. 격렬한 운동을 짧은 시간 동안 반복해서 실시하고, 그사이에 짧게 휴식하거나 가벼운 운동을 합니다.

주의할 점
운동의 강도를 높여야 하므로 정확한 자세로 속도를 높여 실시하기

반복 횟수
주 3회 실시하기

20초
스쿼트 앤 사이드킥

10초
제자리 걷기

1 무릎이 발가락 앞으로 나가지 않도록 앉았다가 발뒤꿈치에 무게중심을 실어 힙의 힘으로 일어나며, 중둔근의 힘으로 사이드로 발끝 올리기

2 숨 고르며 제자리 걷기

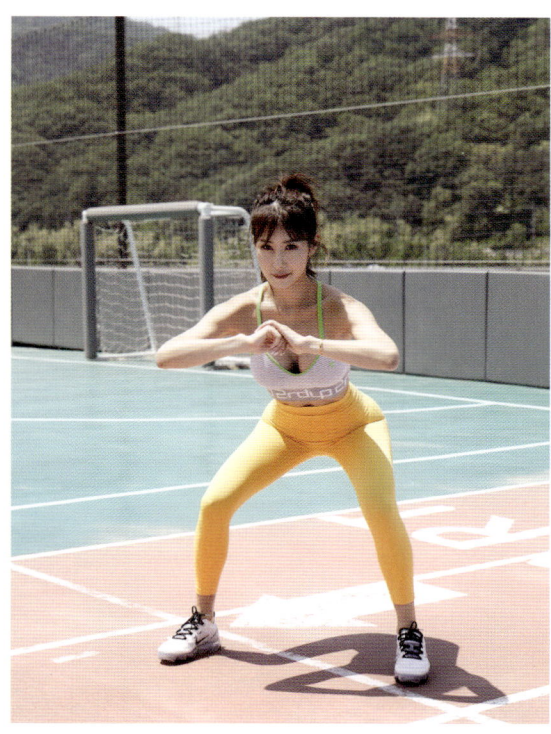 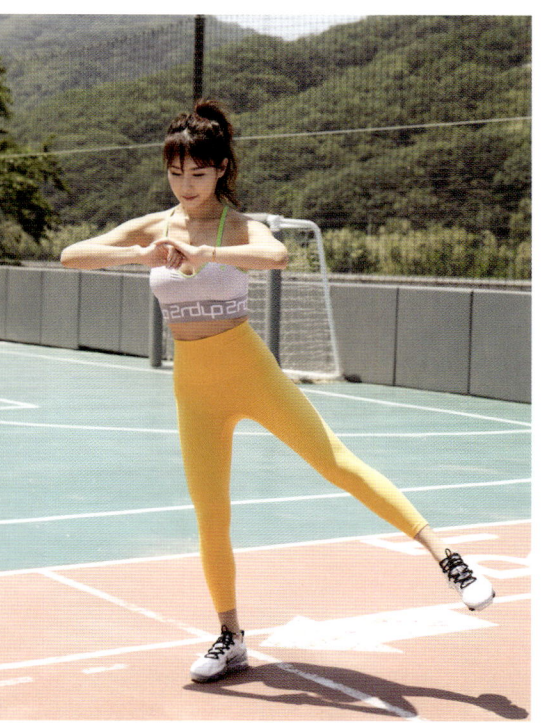

20초
점핑잭

10초
제자리 걷기

1 양손을 옆으로 올렸다가 내리며 제자리 점핑 양쪽 다리를 벌렸다가 오므리기

2 숨 고르며 제자리 걷기

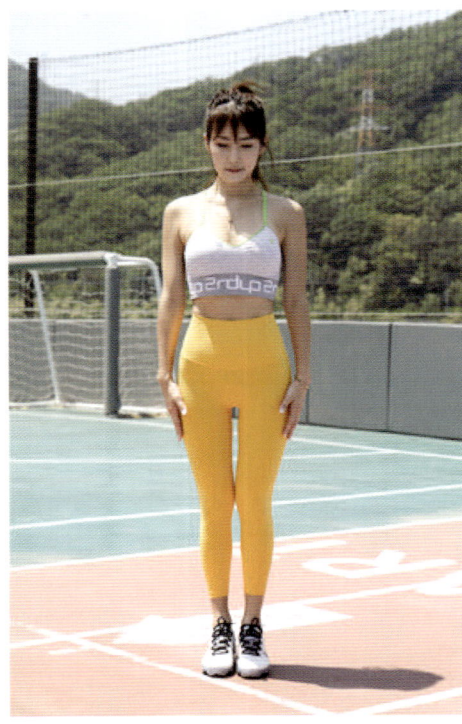
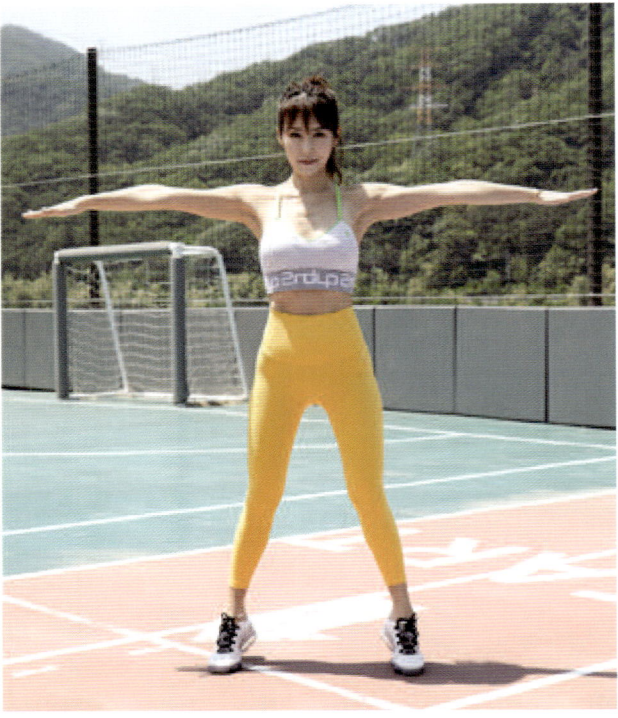

20초
런지 앤 트위스트

10초
제자리 걷기

1. 양쪽 발 앞으로(구부릴 때 앞쪽 무릎이 발가락 앞으로 벗어나지 않을 만큼 간격) 나가 수직으로 앉기
2. 양손을 앞으로 뻗어 밸런스를 잡고 코어에 힘을 준 상태에서, 호흡을 내쉬며 앞으로 나간 발 방향으로 옆구리 자극으로 몸을 트위스트 하기(반대쪽도 반복하기)
3. 숨 고르며 제자리 걷기

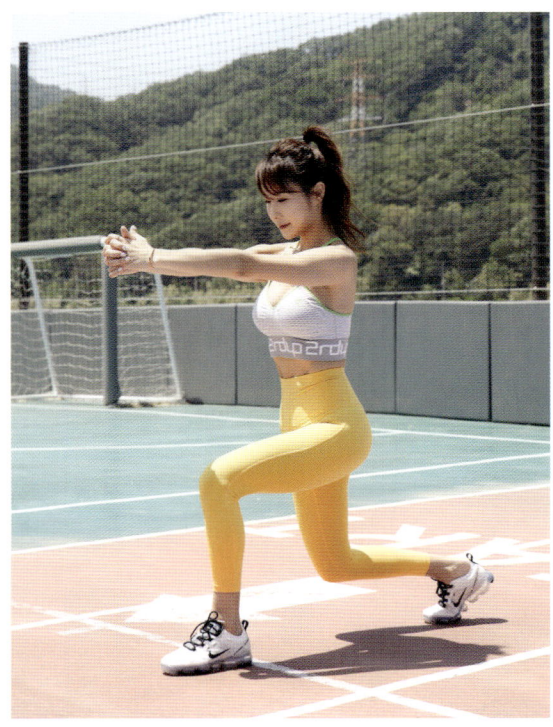 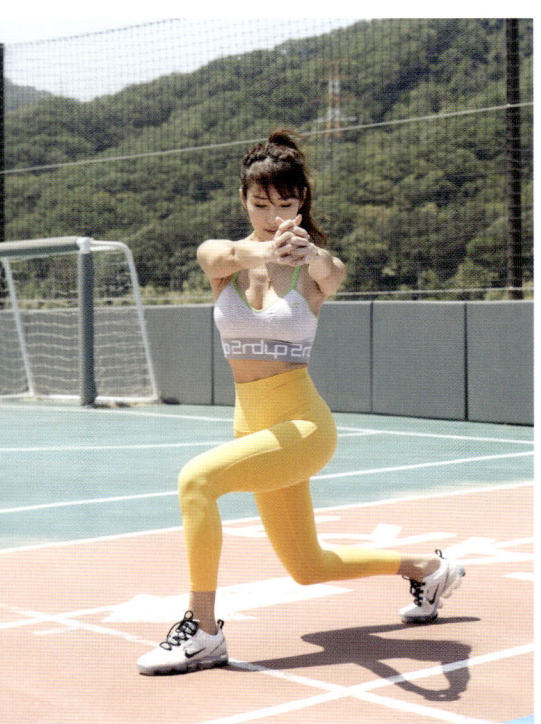

20초
마운틴 클라이밍

10초
제자리 걷기

1. 플랭크 자세에서 호흡을 내쉬며 하복부 힘으로 한쪽 무릎을 가슴으로 끌어당기기 (반대쪽도 반복하기)
2. 숨 고르며 제자리 걷기

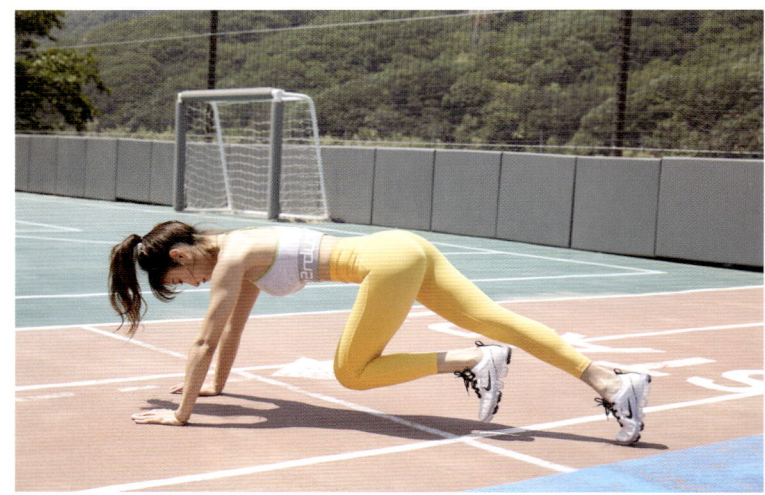

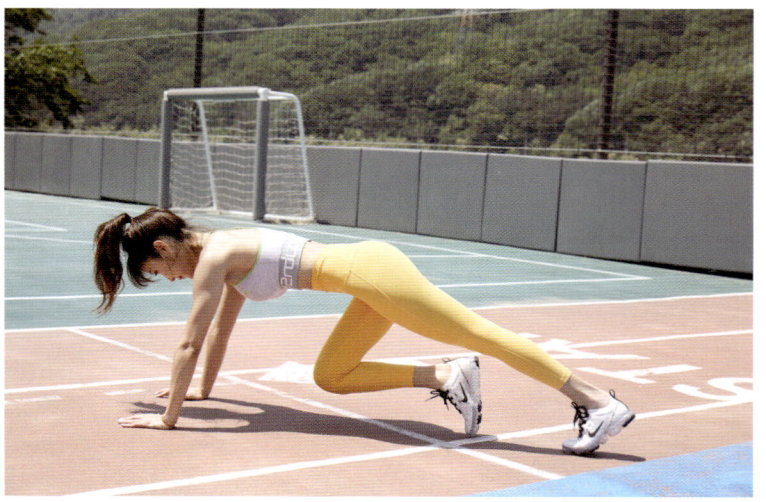

20초
플랭크 트위스트

10초
제자리 걷기

1 팔꿈치로 매트에 지지하는 엘보 플랭크 자세에서 코어에 힘주고, 골반 측면이 매트로 가까이 가도록 트위스트 하기
2 숨 고르며 제자리 걷기

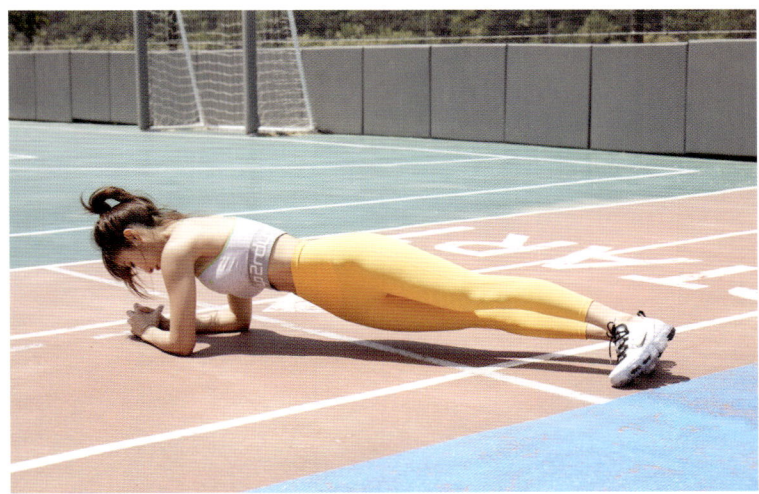

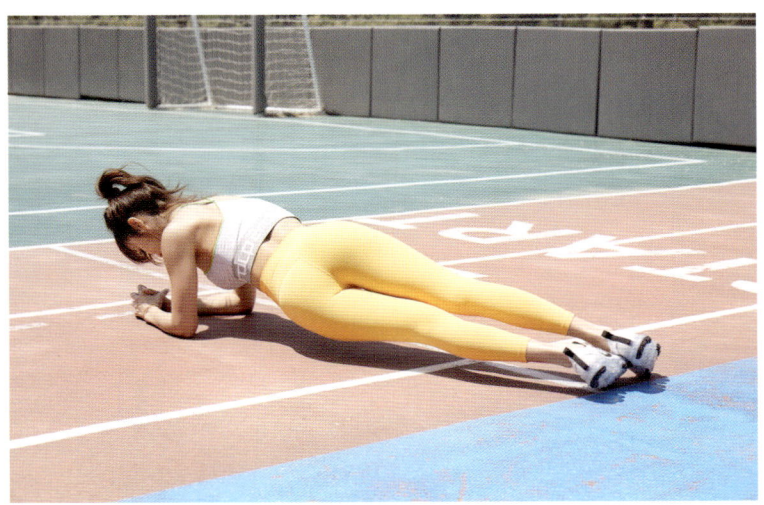

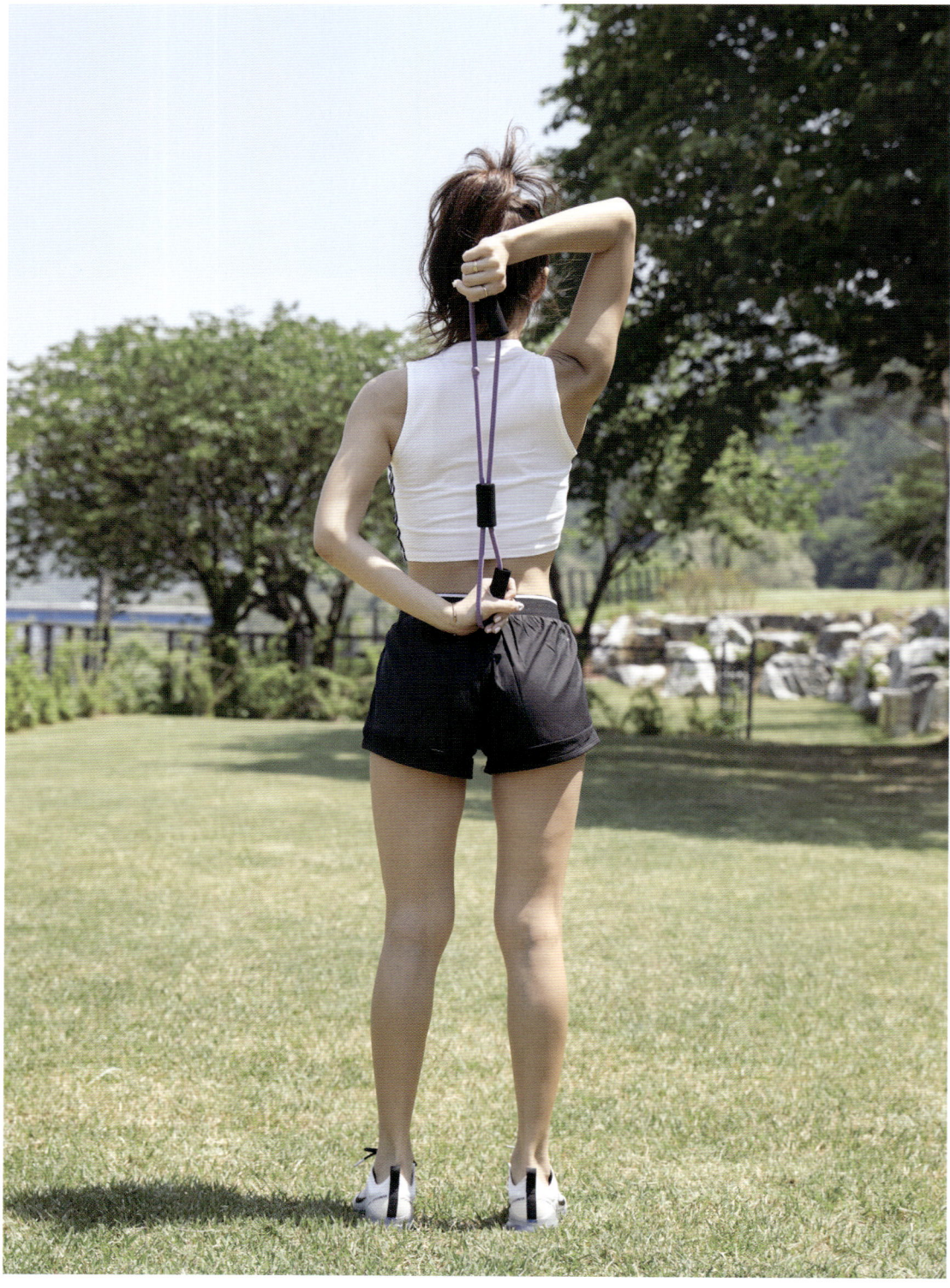

커플 운동

커플 운동 1
남자 월 싯
여자 마운틴 클라이밍

파트너 1 월 싯: 벽에 기대고 의자 앉은 자세로 버틴다. 무릎의 각도가 90도가 되도록 한다.

파트너 2 마운틴 클라이밍: 양손으로 바닥을 짚고 파트너의 무릎 위에 발바닥 앞부분을 대고 한쪽 무릎씩 가슴으로 당겨 마운틴 클라이밍 동작을 왕복 10회씩 3세트

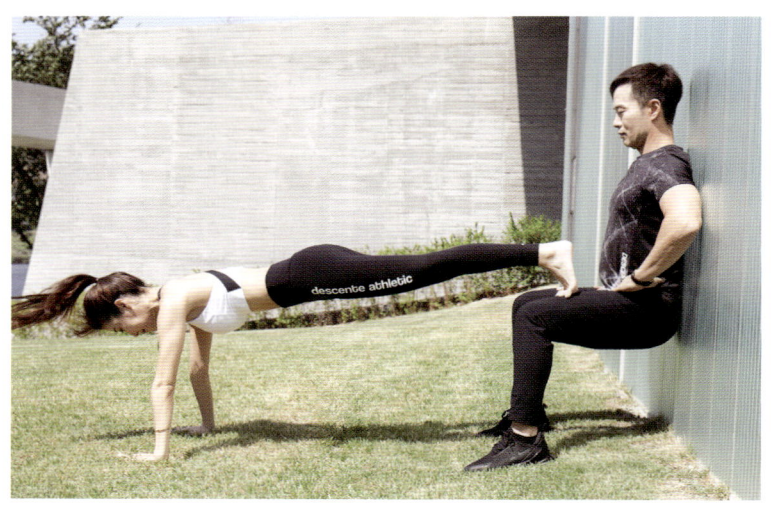

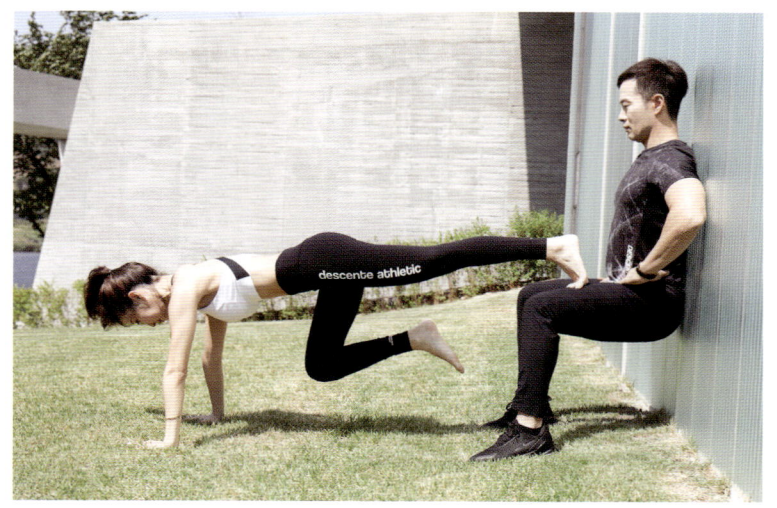

커플 운동 2
엘보 플랭크 하이파이브

마주보고 팔꿈치로 지지하는 플랭크 자세를 만든다. 복부 가슴 엉덩이 몸 전체의 힘으로 버티며 한손씩 번갈아가며 상대방과 손바닥을 마주친다. 왕복 10회씩 3세트

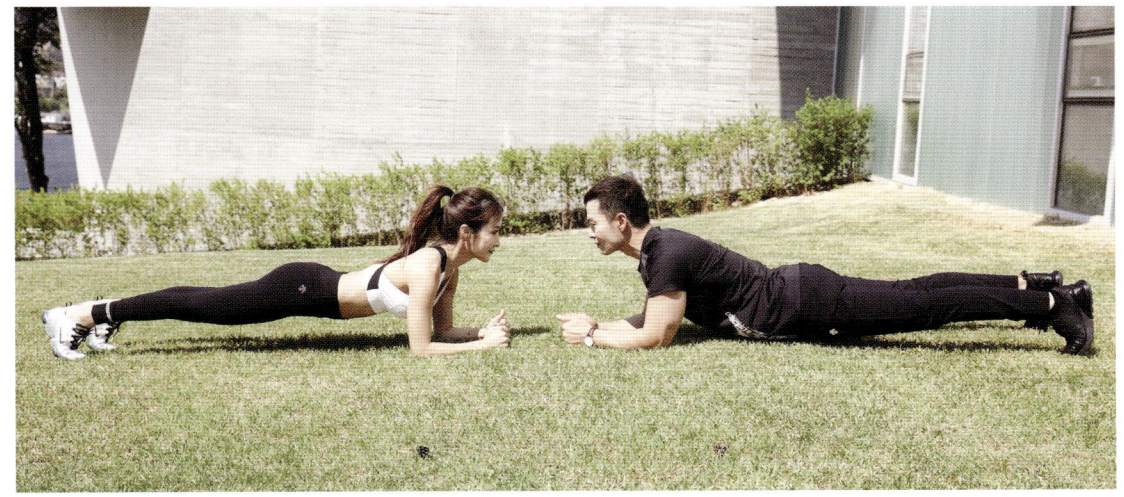

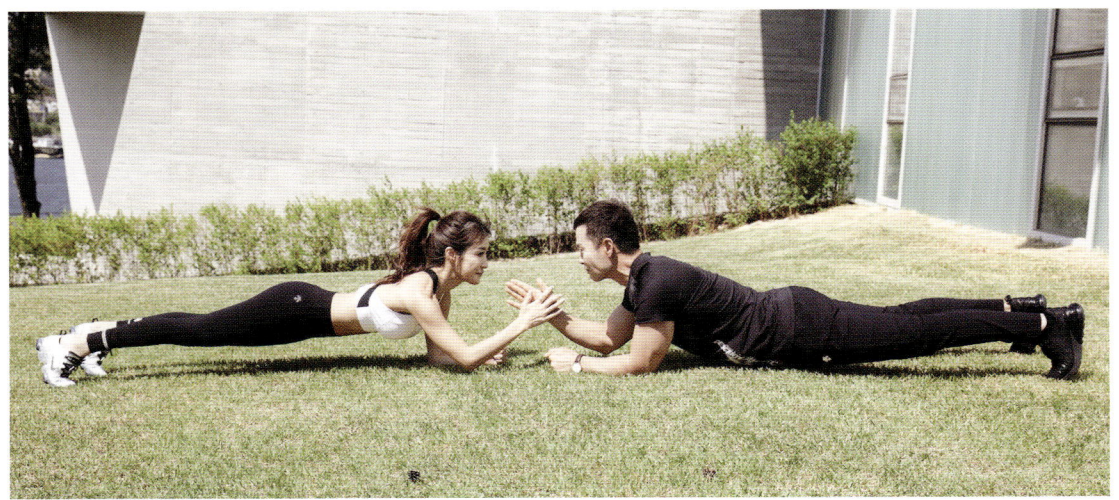

커플 스트레칭

1️⃣ 어깨, 등, 엉덩이, 허벅지 뒤, 종아리: 마주서서 양손으로 상대방 어깨에 손을 올린후 간격을 벌려 허리를 숙이며 서로의 어깨를 지긋이 눌러준다.

2️⃣ 옆구리: 나란히 같은쪽을 바라보고 안쪽손은 밑에서, 바깥쪽 손은 머리 위에서 잡는다. 골반을 서로 바깥쪽방향으로 밀며 사이드가 충분히 스트레치 될 수 있도록 늘려준다.

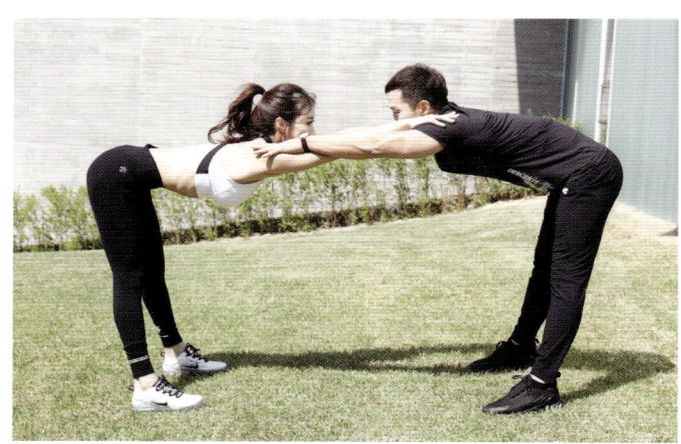

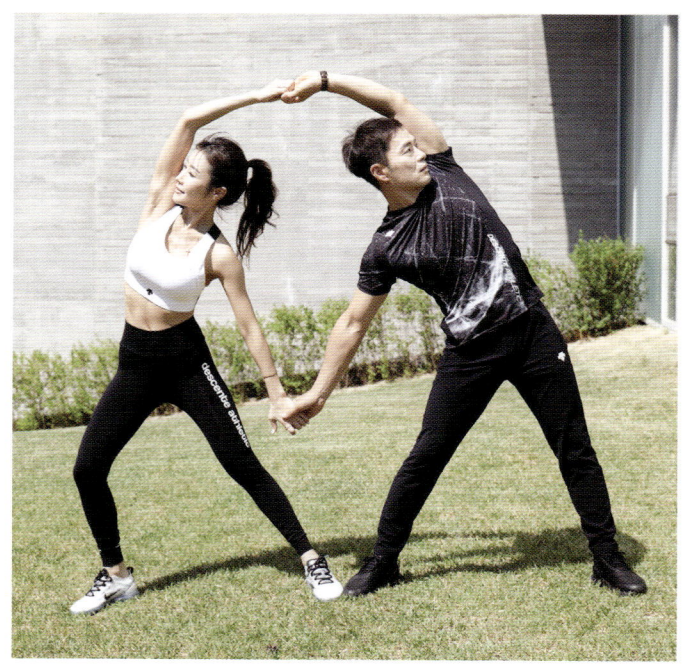

SPECIAL

고도비만 스트레칭
(산후 100일 스트레칭)

**고도비만 스트레칭
낙타 자세**

1. 골반 너비로 무릎으로 매트 위에 서서 양손을 엉덩이 바로 위 허리를 받쳐 주기
2. 앞 허벅지를 이완시키며 엉덩이 힘과 괄약근에 힘을 줘서 가슴과 목을 활짝 열며 엉덩이를 앞으로 밀어 아치형으로 만들기
3. 가슴과 목을 이완시켜 갑상샘 기능을 좋게 하고 어깨, 골반, 흉곽의 균형을 맞추기(※ 두통과 어지럼증 증세에 도움이 되지만, 척추 질환이 있는 사람은 피하는 것이 좋다)

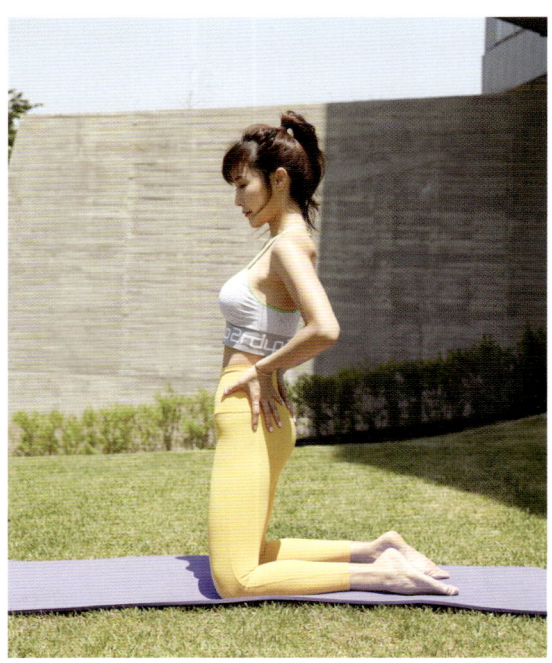
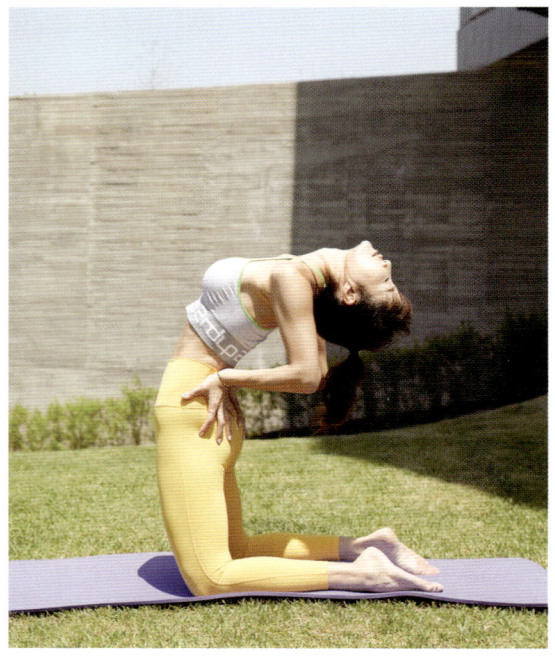

**고도비만 스트레칭
반 박쥐 자세**

1. 앉은 상태에서 오른쪽 다리를 구부려 발뒤꿈치를 회음부 쪽에 대고, 왼쪽 다리는 무릎을 펴서 옆으로 뻗기
2. 양손은 머리 뒤로 깍지하고 허리를 곧게 펴서 호흡을 내쉬며 상체를 왼 다리 쪽으로 숙이기
3. 20~30초간 자세를 유지하고 처음 자세로 돌아와 반대쪽도 실시

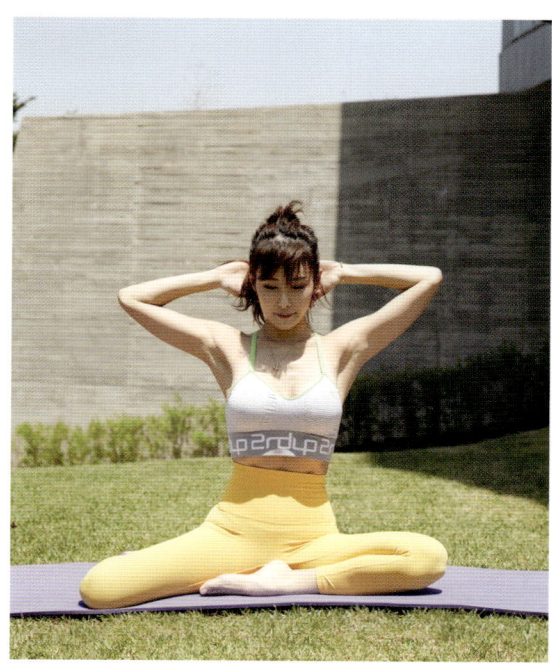
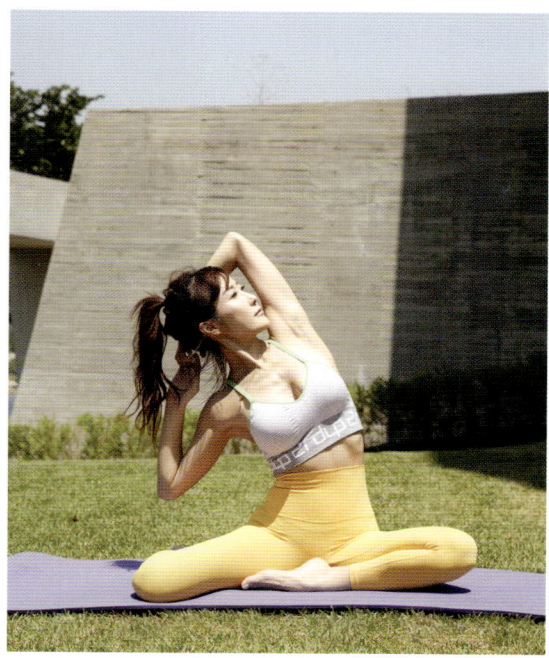

**고도비만 스트레칭
힙 브리지 자세**

1. 천장을 향해 누운 자세에서 양 무릎을 골반 너비로 벌려 세우기
2. 호흡 마시고 내쉬며 엉덩이 근육의 힘으로 들어 올리기
3. 20~30초간 자세를 유지하고 처음 자세로 돌아오기(복직근이개와 골반 교정에 도움이 되는 자세, 무릎이 약하신 분은 양발을 V자로 벌려 시행해 보세요)

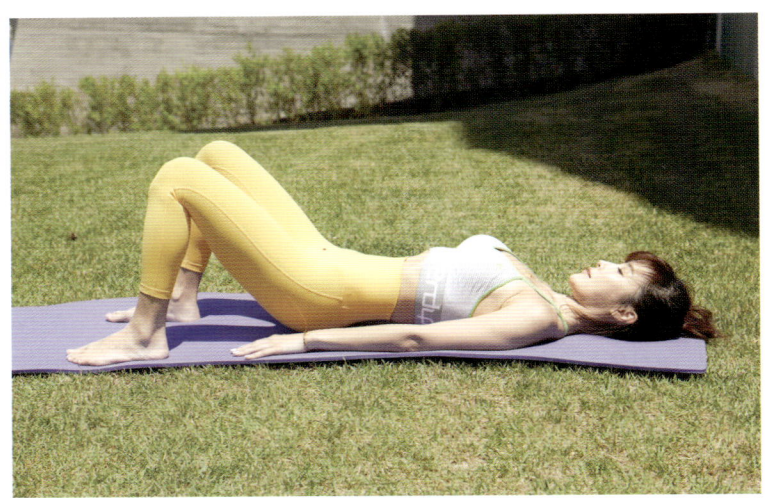

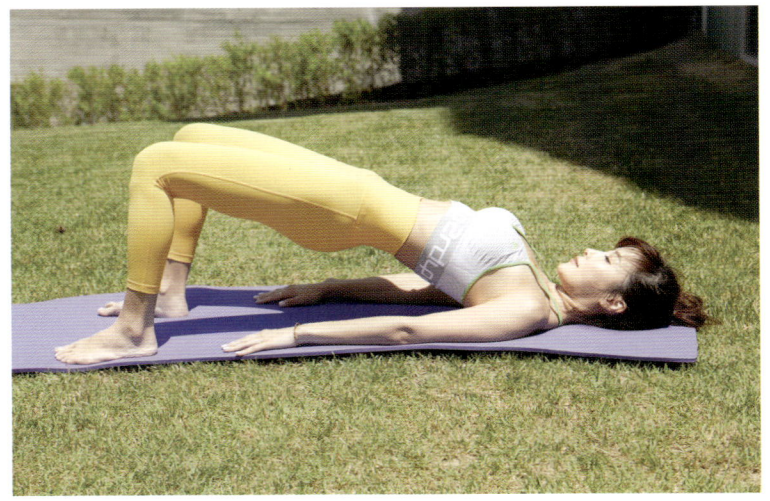

자주 물어보는 질문

1 살을 빼려면 땀 많이 나는 유산소운동을 하고, 날씬한 사람은 근력운동을 하면 될까요?

분리될 수 없는 부분입니다. 체중감량을 하고자 하는 경우도 근력을 강화하려는 목적도, 편식 없이 근력운동과 심폐 지구력이 향상되는 유산소운동은 반드시 병행하시기를 권해드립니다. 근력운동만 하면, 건강의 기초체력 요소 중 하나인 심폐 기능이 향상되기는 힘들게 됩니다. 심폐 기능은 우리 몸의 순환과 밀접한 관련이 있기 때문에 간과할 수 없는 부분이고, 근력운동 없이 유산소성 운동만 한다면, 정체기와 요요현상을 만나게 됩니다. 앞서 언급한 바와 같이, 우리 몸은 생명을 유지하기 위해 최소한의 에너지를 소비합니다. 폐로 숨을 쉬거나 심장이 박동할 때 등 우리 몸 곳곳에서 이루어지는 장기들의 활동으로 소비되는 에너지가 바로 '기초대사량'입니다. 기초대사량이 높은 사람과 적은 사람이 같은 칼로리를 섭취하면 누가 더 살이 찔까요?

당연히 잉여 에너지가 쌓이는, 기초대사량이 적은 사람이겠죠. 그렇다면 기초대사량을 늘리기 위한 방법은 무엇일까요? 우선, 근육량을 늘려야 합니다. 우리의 '근육'은 자체 생존을 위해 스스로 칼로리를 소모하기 때문입니다. 따라서 근육이 많은 사람은 근육이 적은 사람보다 기초대사량이 더 많습니다. 우리 몸은 만일의 사태에 대비하여 일정량의 지방을 축적해두는 방식으로 몸을 '보호'하고 있는데, 이렇게 비축되어 있던 지방의 비율이 어느 날 갑자기 장시간 운동 혹은 절제된 식이 등으로 급격히 감소하면, 인체는 즉각 그 감소된 비율을 줄이기 위해 지방을 채우려 합니다. 그리고 몸이 쓰는 에너지를 최대한으로 줄이려고 노력하며, 이것은 기초대사량의 감소로 이어집니다. 기초대사량이 감소한다는 것은, 에너지가 남는 상태가 된다는 뜻이며, 남은 에너지로 갑자기 감소된 '지방을 채우려 한다'는 뜻입니다. 이렇게 인체가 다시 원상태로 돌아가려는 성질에서 비롯된 '요요현상'이 일어나는 것입니다.

2 운동 시간은 언제가 좋을까요?

누구나 생활 패턴 리듬이 있습니다. 모두가 직업과 평소 습관이 다르듯, 정해진 규칙은 오히려 부담됩니다. 특히 출산 후 아이를 밤낮없이 수시로 돌보는 주부들은 시간을 정하고 운동하는 것은 어쩌면 사치일지 모릅니다. 그냥 집에서 운동복 차림으로 틈새 운동부터 해 보세요. 활동 소비량이 가랑비에 옷 젖듯이 서서히 이어가다 보면 어느새 몸은 달라져 있을 것입니다. 가장 좋은 다이어트는 '천천히 하는 다이어트'라는 것을 잊지 마세요. 그 외 직장인이나 학생들은 오전이나 저녁 혹은 점심시간을 활용하는 등 본인의 생활 패턴에 맞는 시기에 매일 꾸준히 20~60분 정도는 꼭 해보세요. 삶의 활력과 에너지가 달라지고 건강한 생활 및 몸매관리에 가장 좋은 습관이 될 것입니다.

3 근육운동 시 호흡은 어떻게 하면 좋을까요?

호흡을 어려워하는 사람들이 의외로 많은데, 원리를 알면 간단합니다. 우리가 목을 누르고 숨을 참으면 얼굴이 빨개집니다. 혈액이 그 부위에 몰려 압력이 높아졌다는 뜻입니다. 운동할 때 우리 근육도, 이완하고 수축하기를 반복하면서 그 부위로 혈액이 공급됩니다. (에너지가 고갈되니 채워져야 하기 때문이죠). 그리고 혈압이 상승하면 심장 등에 부담이 되거나 위험한 상황이 일어날 수 있습니다. 따라서 호흡기를 통하여 숨을 내쉼으로 혈압을 다스릴 수 있고, 호흡을 내뱉을 때 코어의 힘 또한 주어지기 때문에 운동 효과를 낼 수 있게 되는 것입니다.

예를 들어 '암컬 동작'을 한다면, 암컬은 상완이두근을 이완 수축하는 동작입니다. 물건을 들어 올릴 때 늘 쓰이는 동작입니다. 물건을 들어 올릴 때 이두근에 힘이 들어가며 수축합니다. 이때 숨을 내쉽니다. 알고 보면 참 쉽습니다. 다른 부위도 다 같이 적용되니 응용하며 해보세요. (요가 및 명상의 호흡과는 다를 수 있음을 참고해 주세요)

4 생리할 때 식욕이 왕성해지는데, 어떻게 할까요?

어떻게 보면 여자라서 불리한 시기입니다. 호르몬의 변화로 인해 몸에서 많은 변화가 일어나는 시기지만, 누구나 비슷한 과정을 갖고 있고 생체 메커니즘을 이해하면 스트레스받을 필요도 없습니다.

생리 주기를 보면 1.생리 직후~배란기 2.배란기~생리 전 3.생리 직전~생리 기간 이렇게 나눠볼 수 있습니다.

1번. 최상의 컨디션 기간이에요. 고강도 트레이닝도 가능할 만큼 우리 몸은 너무나 가볍습니다.

2번. 몸이 점점 무거워지는 기분입니다.

3번. 몸이 정말 무거워지고, 체중이 1kg에서 많게는 3kg 이상 늘어나기도 합니다. 이는 프로게스테론이라는 호르몬의 영향인데, 몸에 수분을 차게 합니다. 늘 하던 운동이 오늘따라 더 힘들어질 때가 이때입니다. 예민해지기도 폭식이나 당분을 과다 섭취하려고도 하죠. 하지만 생리가 끝날 때쯤 우리 몸은 다시 회복되어 컨디션이 개선됩니다. 이제부터 3번 시기에 접어들면 누구나 겪는 과정이니, 우울해하지 말고 '그날도 극복하는 여자'가 되어 보는 게 어떨까요?

너무 힘들면 카카오 함량이 높은 초콜릿과 뜨거운 보이차를 함께 먹어 보세요. 다솔맘이 드리는 팁입니다.

운동은 다리를 역방향으로 들어 올리는(혈액이 역류하기 때문) 동작을 제외하고는 무리하지 말고 그대로 합니다. '폐경이면, 우울할 것이다.' 위로하며 힘을 냅시다.

5 큰 근육을 원하지 않고, 잔근육을 만들고 싶으면 어떤 운동을 하면 될까요?

근육은 단백질의 섬유 다발로 이루어져 있습니다. 그 크기는 어느 정도의 무게를 들어 올리느냐와 밀접하게 관련되어 트레이닝을 합니다. 결국 웨이트 기구의 무게와 근육의 크기가 비례한다고 생각하면 됩니다. 그와는 다르게, 근육의 크기보다는 장력을 키우고 싶다면, 탄성을 이용한 밴드 운동이나, 저중량으로 고반복 수행하는 운동법을 추천합니다.

예를 들어, 100kg의 웨이트를 5회 반복해서 리프팅 하는 것이 근육의 크기 증가에 유리하다면, 5kg의 웨이트를 20회 반복해서 리프팅 하는 것은 근육의 선명도를 키우기에 유리합니다.

※ 가장 일반적인 매뉴얼로서 중량을 설정하는 방법은 저마다 근력의 수준이 다르기 때문에 기본적으로 15회를 반복할 수 있는 무게로 맞추면 됩니다. 15회 3세트는 트레이닝 방법론 측면에서 여러 기관과 실험을 통하여 산출된 효과적인 반복 횟수입니다.

어쩔 수 없이 야식을 먹게 되는 경우, 다솔맘은 다음 날 간헐적 단식 기간을 갖고 'L-아르기닌'을 먹고 공복 유산소운동을 60분 이상 하며 잉여 칼로리를 없앱니다. 이러한 패턴으로 6개월 지나면, 자연스럽게 몸은 변화되어 있습니다. 그전에 포기하지 말고 꾸준히 하세요. '조급'하면 그냥 지는 겁니다.

체중감량을 하려면 운동과 식이요법을 병행해야 빠른 효과가 나타납니다. 식단이 80%, 운동이 20%라고 할 정도로 식단관리가 큰 비중을 차지합니다. 그러나 운동이 빠지면 결국 시작하지 않은 것보다 못한 '요요현상'과 몸의 탄력을 잃는다는 것을 잊지 마시기를 바랍니다.

6 단백질 보충제를 꼭 먹어야 할까요?

다솔맘은 천연식품으로 단백질의 보충을 권장합니다. 일단 가공되거나 정제된 식품은 '인위적'인데, 내추럴한 것이 인위적인 것보다 탈도 적고 몸에 이로운 것은 누구나 아는 상식입니다. 하지만 운동선수 같이 전문적인 직업을 갖고 있다면, 우리 몸에 흡수되는 정도가 닭가슴살이나 달걀보다 빠르고 유리하게 만들어졌기 때문에 도움이 됩니다.

7 운동한 지 오래되었는데 변화가 보이질 않아요. 왜 그럴까요?

운동을 꾸준히 오랫동안 했는데 체중도 외모도 변화가 없다는 이야기를 많이 듣습니다. 우리 몸은 어떤 환경에서도 적응하는 성질이 있기 때문입니다.

이럴 땐, 지금까지 해왔던 운동 패턴을 바꿔보시기를 권합니다. 예를 들어, 그동안 걷기만 했다면 2~3분씩 걷고 뛰기를 번갈아 해보고, 사이클 운동만 했다면 좀 더 걷고, 근력운동을 할 때는 중량을 좀 더 무겁게 하여 몸에 강한 자극을 준다면 '정체기'를 극복할 수 있습니다.

물론, 요가나 필라테스와 같은 평소 하지 않던 운동을 하는 것도 좋습니다. 몸에 새로운 자극을 줄 수 있기 때문입니다..

또 한 가지. 체중감량은 호흡교환율과 밀접한 관계가 있기 때문에 강도 높은(숨이 가쁜 정도의 고강도) 유산소운동을 프로그래밍해 보는 것을 추천합니다.

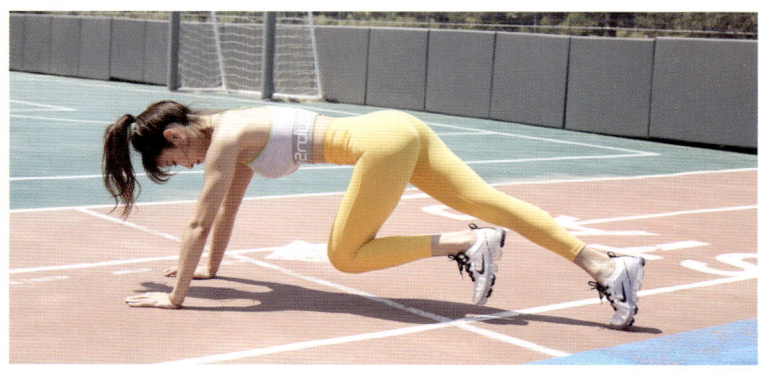

수준별 5 Days Plan

① 초보자

구분	근력	풀바디 유산소
1일	덩키 킥 12×3 트라이셉 익스텐션 12×3 암컬 12×3 기본 스쿼트 10×3 런지 & 트위스트 10×3	하이니런 12×3 점핑잭 12×3
2일	프론트 런지 10×3 스쿼트 20×3 니 푸시업 10×3 크런치 10×3 레그레이즈 10×3	마운틴 클라이밍 10×3 크로스 잭 10×3
3일	프론트 레이즈 & 스쿼트 10×3 싱글 레그 사이드 레이즈 10×3 힙 쓰러스트 12×3 레그레이즈 와이퍼 10×3 백 익스텐션 20×3	사이드 투 사이드 스쿼트 10×3 하이니런 10×3
4일	체어 위드 싱글 사이드 레그레이즈 10×3 체어 위드 싱글 레그 힙 익스텐션 10×3 체어 위드 점핑 스쿼트 10×3 체어 싱글 레그 스텝 10×3 러시안 트위스트 10×3	체어 플랭크 마운틴 클라이밍 10×3 체어 플랭크 잭 10×3
5일	스쿼트 사이드 3스텝 10×3 밴딩 데드리프트 10×3 시티드 밴딩 숄더프레스 10×3 시티드 밴딩 트라이셉 익스텐션 10×3 슈퍼맨 스위밍(등) 10×3	스키어 잭 10×3 랫다운 & 싱글니업 10×3

❷ 중·상급자

구분	근력	풀바디 유산소
1일	덩키 킥 20×3 트라이셉 익스텐션 15×3 암컬 15×3 기본 스쿼트 15×3 런지 & 트위스트 15×3	하이니런 20×3 점핑 잭 20×3
2일	프론트 런지 18×3 스쿼트 20×3 니 푸시업 20×3 크런치 20×3 레그레이즈 20×3	마운틴 클라이밍 20×3 크로스 잭 20×3
3일	밴딩 프론트 레이즈 & 스쿼트 20×3 싱글 레그 사이드 레이즈 20×3 싱글 힙 쓰러스트 & 사이드 크런치 20×3 레그레이즈 와이퍼 20×3 백 익스텐션 20×3	사이드 투 사이드 스쿼트 20×3 하이니런 20×3
4일	체어 위드 싱글 사이드 레그레이즈 20×3 체어 위드 싱글 레그 힙 익스텐션 20×3 체어 위드 점핑 스쿼트 20×3 체어 싱글 레그 스텝 20×3 러시안 트위스트 20×3	체어 플랭크 마운틴 클라이밍 20×3 체어 플랭크 잭 20×3
5일	스쿼트 사이드 3스텝 20×3 밴딩 데드리프트 20×3 시티드 밴딩 숄더프레스 20×3 시티드 밴딩 트라이셉 익스텐션 20×3 슈퍼맨 스위밍(등) 20×3	스키어 잭 20×3 랫다운 & 싱글니업 20×3

1
호캉스에서도 빛나는 비키니

3가지 동작만으로 비키니 몸매 완성

- 덩키 킥으로 힙업 시키기 55쪽
- 러시안 트위스트로 옆구리 탄력 업하기 96쪽
- 레그레이즈로 뱃살 정리 61쪽, 98쪽, 110쪽, 119쪽, 147쪽

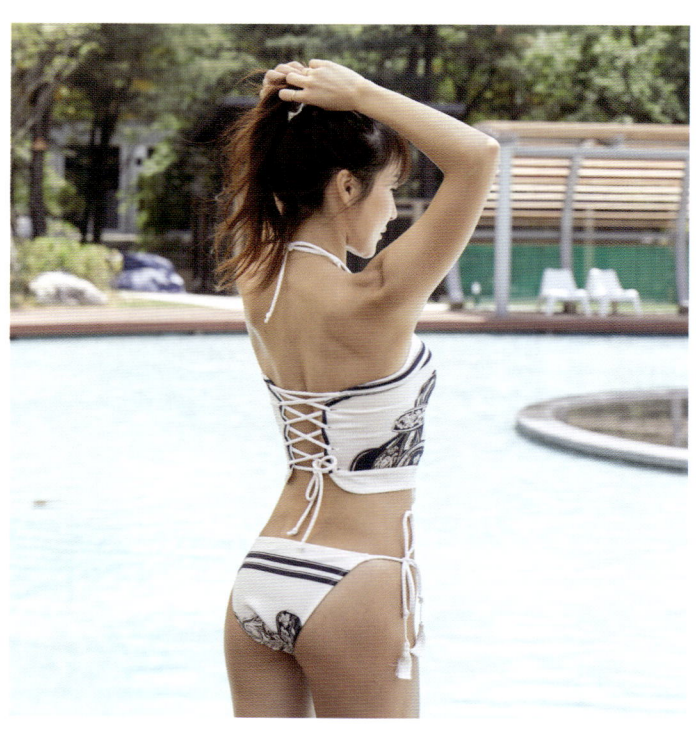

2
요가복 입으려고 다이어트 시작

다솔맘의 333 복근 운동(전신+복부 전체)
요가복 라인의 완성은 중부지방 복부!
다솔맘의 333 복근 운동으로 멋진 요가복 완성하기

① 마운틴 클라이밍 30초　156 쪽
② 엘보 플랭크 트위스트 30초　158 쪽
③ 엘보 플랭크　160 쪽

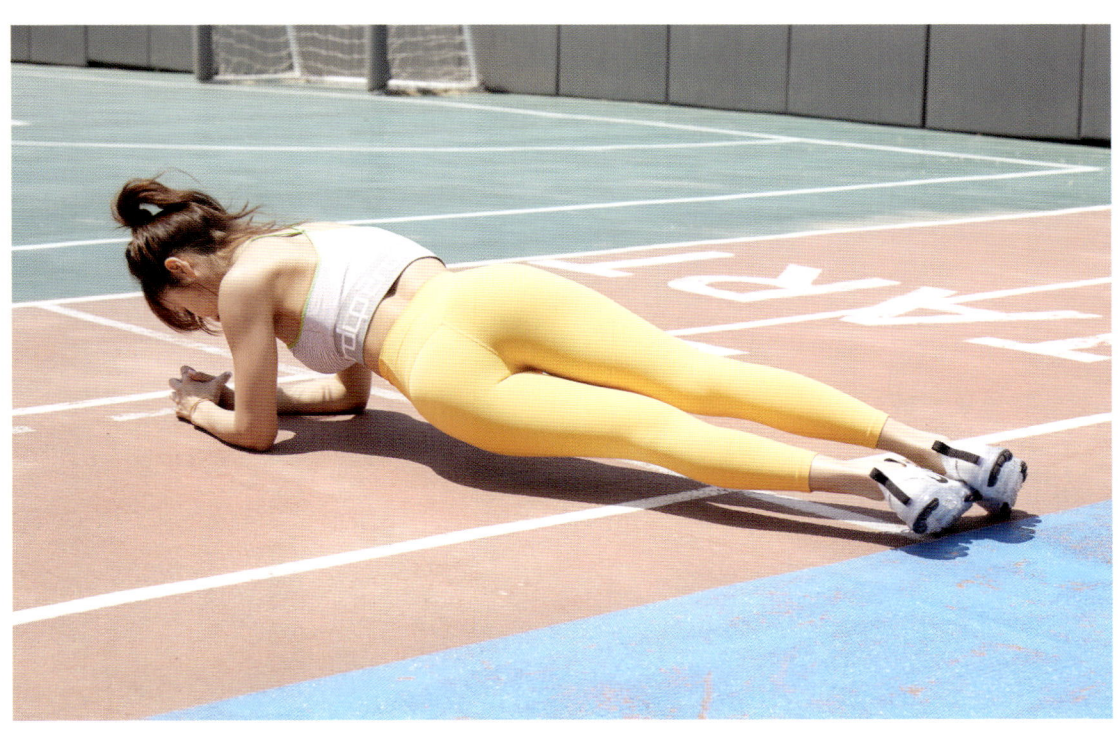

3
샤랄랄라
튜브 톱 드레스도
거뜬하게 소화

봉긋한 어깨 라인으로 튜브 톱 입기 도전!

- 사이드 레이즈 90쪽

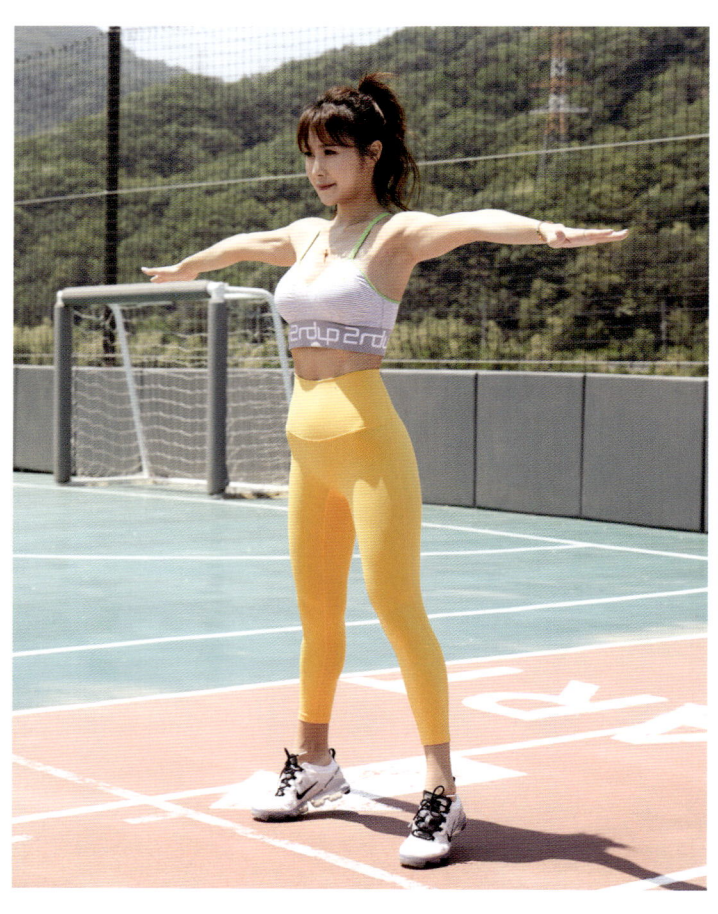

4
"시간 있으세요?" 연하남이 부르는 뒤태

– 런지 & 트위스트　165쪽
– 업라이트 로우　126쪽

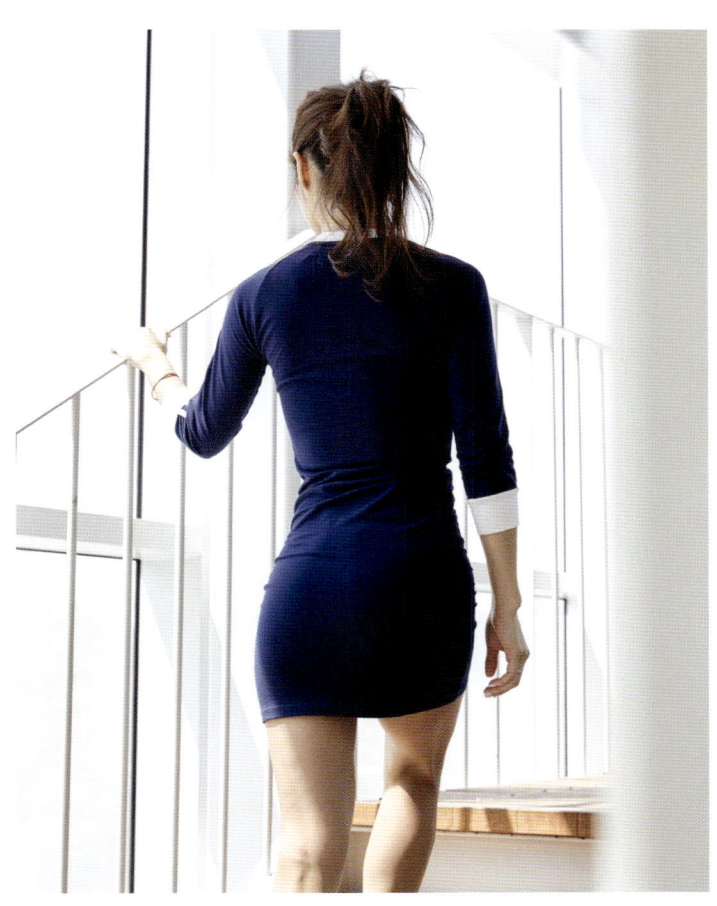

5
다솔이도 부러워하는 엄마 복근

— 러시안 트위스트 96쪽
— 니업 40쪽, 42쪽, 113쪽, 128쪽

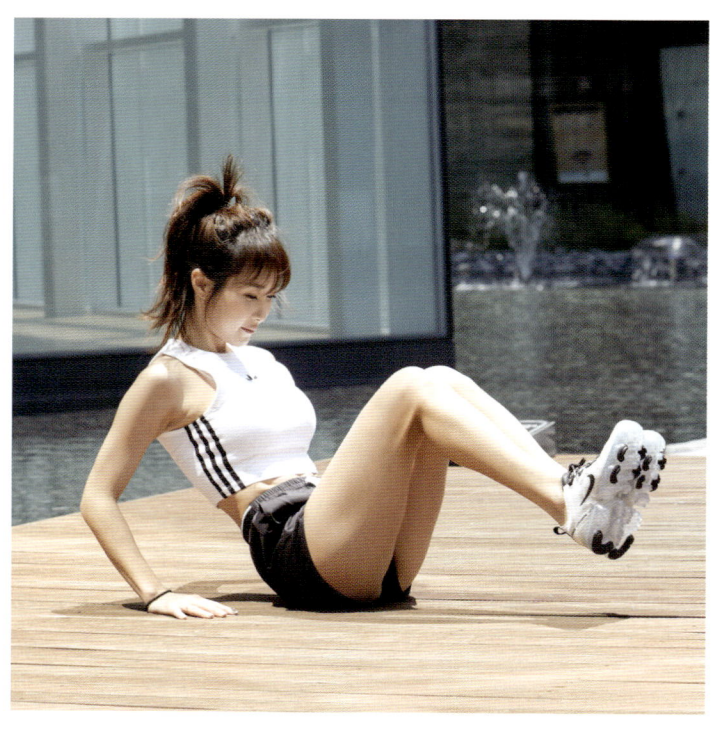

6
매혹적인 가슴 라인

- 니 푸시업 51쪽, 71쪽, 108쪽
- 체스트프레스 72쪽

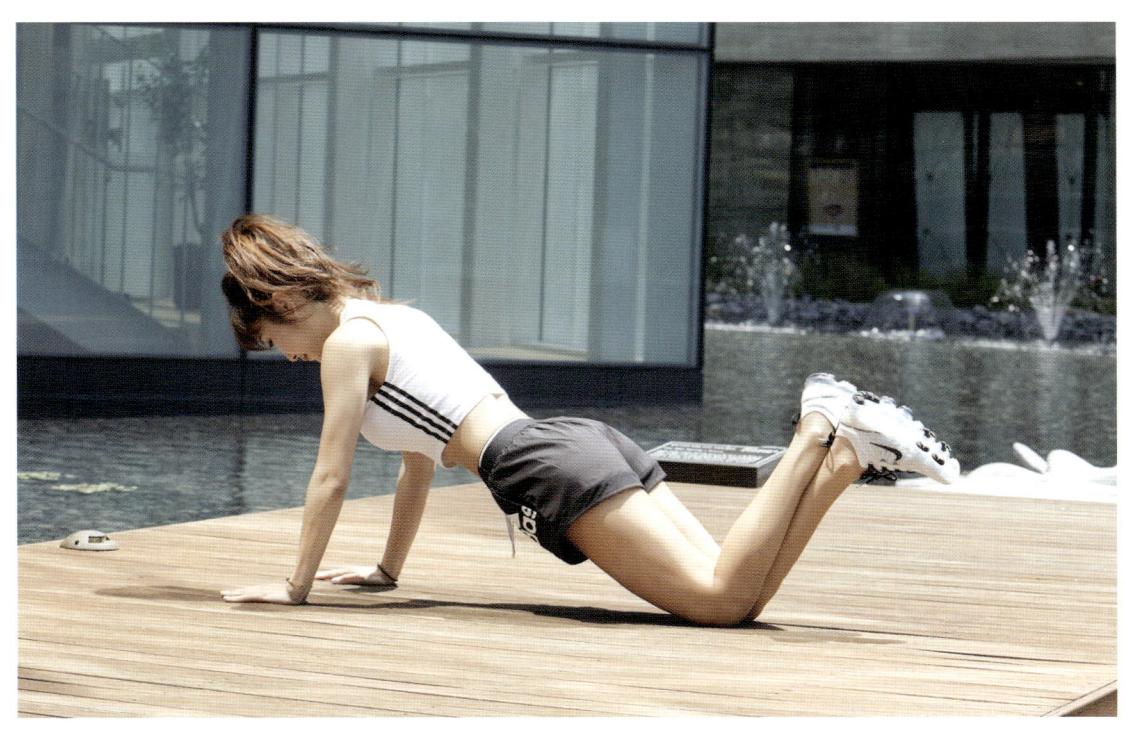

7
민소매로 드러나는 매끈한 팔

— 트라이셉 익스텐션 86쪽
— 킥백 83쪽

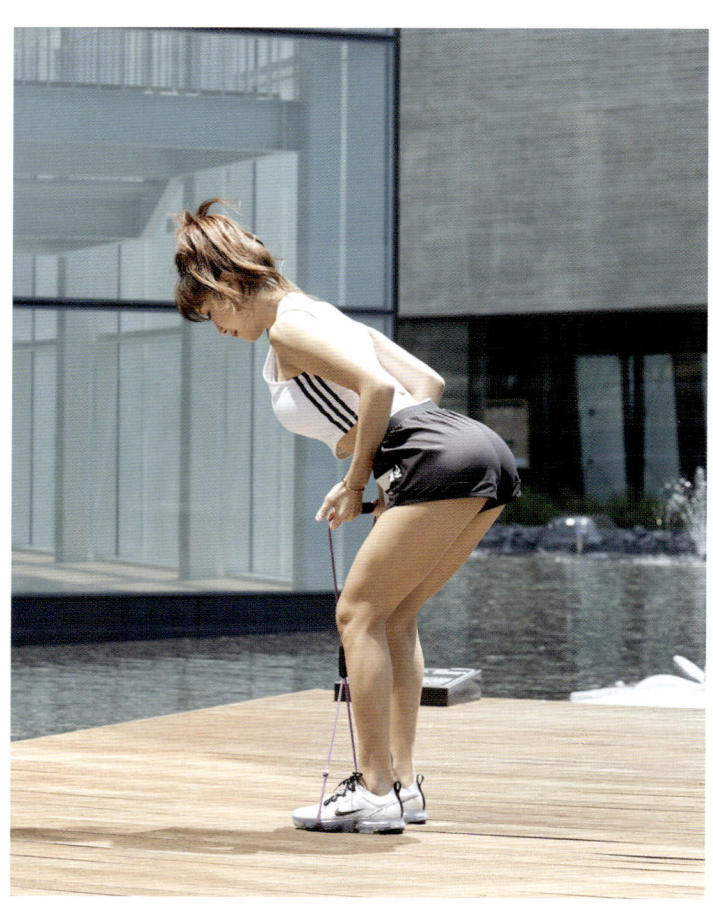

8
다리가 길어 보이는 힙업

- 힙 익스텐션 56쪽, 59쪽, 125쪽
- 크로스 백 런지 67쪽, 114쪽, 148쪽

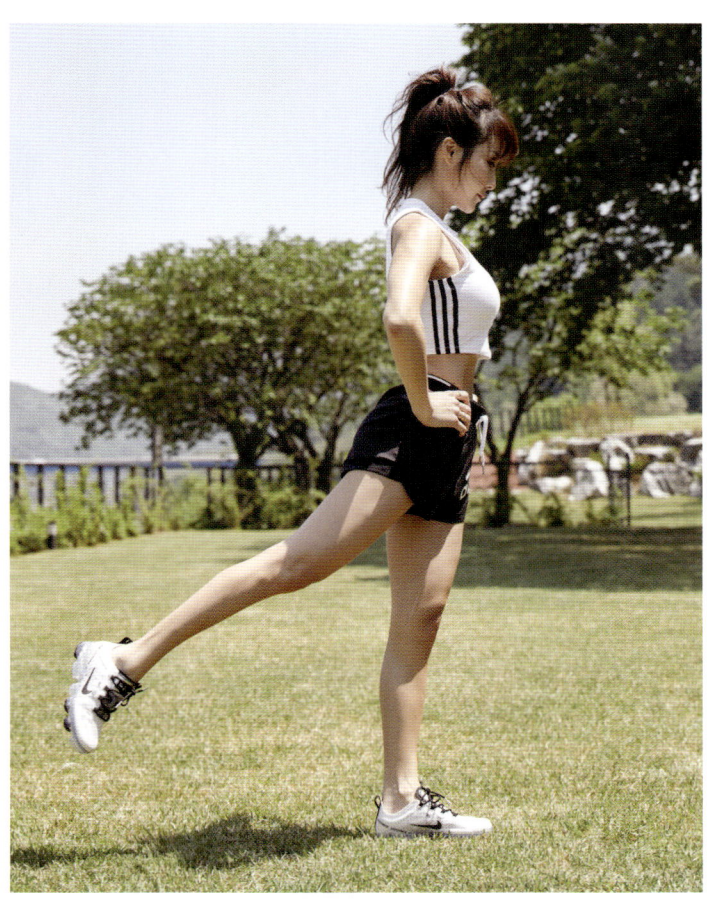

9
남편에게 사랑받는 몸매 만들기

- 나무 자세 46 쪽
- 삼각 자세 47 쪽
- 전사 자세 48 쪽
- 선 활 자세 49 쪽

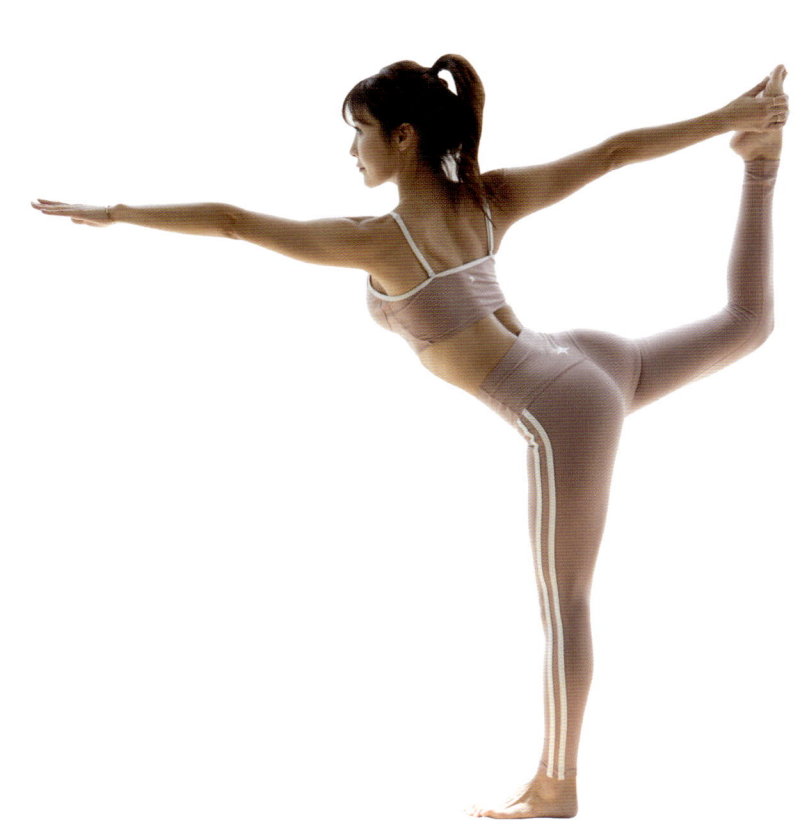

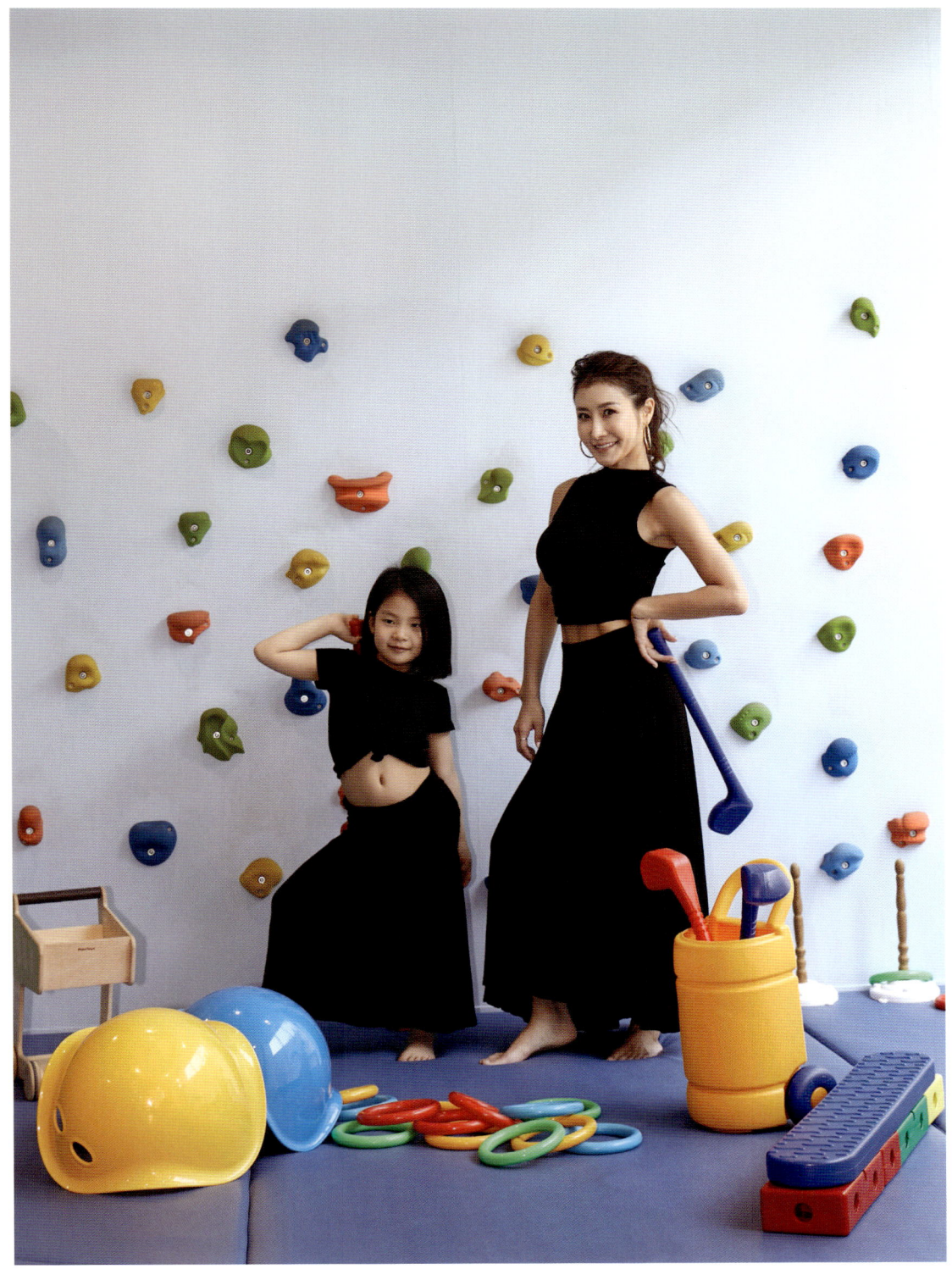

다솔맘의
치팅

'때로는 무너질 수도 있는 시간'입니다.

로봇이 아닌 사람은 한계를 만날 수밖에 없습니다.

궁지에 몰리면 쥐가 고양이를 물 듯, 식단을 즐긴다고도 하지만, 내가 맛본 적 있는 아는 맛이 무섭게 작용하기도 합니다. 특히, SNS와 스마트폰의 사용으로 취침 시간도 늦어지고 배달음식도 발달되어 있는 요즘 시대, 유혹을 뿌리치기 힘들 때가 많습니다.

하지만 후회감은 잠시 다음날 여지없이 그 칼로리를 추가해서 운동 시간이나 강도를 늘려봅니다. 운동하며 땀을 흘리면 더할 나위 없이 뿌듯합니다. 일단 움직여 보는 것입니다. 운동할 때 나오는 좋은 호르몬이 부정적인 생각을 긍정으로 바꿔줄 것입니다.

여자의 몸은 남자와는 달리 아름다운 굴곡 라인을 갖고 있습니다. 우리만이 뽐낼 수 있는 아름다움입니다. 그 아름다움의 향기를 자존감과 자신감으로 날개를 달아 보는 것입니다. 빅토리아 시크릿의 런웨이를 본 적 있으신가요? 바로 그 모습을 상상해 보세요. 누구나 될 수 있습니다. 일단, 마음먹었으면 이제 시작합시다! 더 미루지 맙시다! 다솔맘이 늘 곁에서 도와드립니다. 여러분은 이미 너무 아름답고 소중한 사람입니다.

● 에필로그

운동을 해야 하는 이유

늦었다고 생각하는 지금이 제일 빠른 시간입니다.

우리 몸은 보통 20대 후반부터 노화 진행이 시작됩니다. 차이는 있을 수 있어도 예외는 없죠.

나이는 숫자에 불과 하다고는 하지만, 신체활동에 있어서 나이를 배제할 수는 없는 노릇입니다. 30대, 40대, 50대를 거치다 보면 자동차가 연식이 되면서 기능이 떨어지듯, 우리 몸의 모든 시스템이 에너지를 잃어가기 마련입니다. 근육 조직, 순환계, 호르몬계 전체가 달라지기 때문에 기초대사량과 근육 및 심혈관계, 피부 조직의 탄력도 떨어지고 정신적으로도 영향이 미치게 되죠. 이는 지극히 자연스러운 현상이지만, 100세 시대 내 일상이 어떤 그림이 될지는 여러분이 마음먹고 움직이기에 달려있습니다.

운동은 신진대사율을 높이며, 꾸준한 운동은 기초대사량의 변화를 촉진시켜서 칼로리의 소모 정도를 변화시킴으로 체중조절에 기여합니다. 우리 몸의 변화를 미리 알고 대처하는 자세로, 지금부터 여러분들은 달라져야 합니다.
늦었다고 생각하는 지금이 제일 빠른 시간입니다.

지금 시작하세요.

다솔맘 홈트

1판 1쇄 인쇄   2019년 8월 14일
1판 1쇄 발행   2019년 8월 26일

지은이   최보영(다솔맘)
펴낸이   김봉기

출판총괄   임형준
기획편집   김정우
디자인   씨오디
마케팅   정상원, 이정훈, 김재실, 한세진, 강재이
장소협찬   마이다스리조트

펴낸곳   FIKA
주소   서울시 강남구 논현로 622. 4층
전화   02-6203-0552
팩스   02-6203-0551
이메일   fika@fikabook.io
등록   2018년 7월 6일(제 2018-000216호)
ISBN   979-11-964403-0-5   13690
가격   16,800원

* 책값은 뒤표지에 있습니다.
* 파본은 구입하신 서점에서 교환해 드립니다.
* 이 책은 저작권법에 의하여 보호를 받는 저작물이므로 무단 전재와 복제를 금합니다.